AF461316

RECHERCHES
SUR LES PRÉJUGÉS ET LES SYSTÊMES EN MÉDECINE
ET
DOUTES SUR LA VACCINE
SUBSTITUÉE
A L'INOCULATION DE LA PETITE VÉROLE,
AVEC LE PARALLELE DES DEUX MALADIES,

PAR P. J.[h] MOULET, *Docteur en médecine, Membre de la Société des Sciences et des Arts de Montauban.*

Prix 1 franc 75 cent.

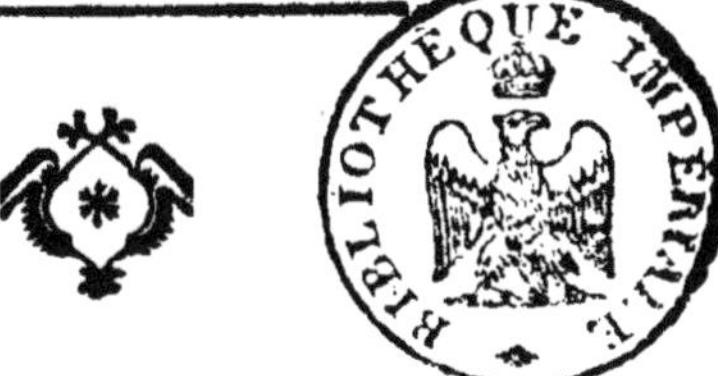

SE VEND {
A PARIS,
Chez J. P. CAPELLE, Commissionnaire en librairie, rue J. J. Rousseau, vis-à-vis la grand'poste.
A MONTPELLIER,
Chez FONTANELLE, Libraire.
A MONTAUBAN,
Chez l'AUTEUR, Place d'armes, n.° 9,
ET
Chez P.[re] BALLARD, Libraire, maison Cadars.

AN IX.

NOTE DE L'AUTEUR.

Celui qui combat une opinion nouvelle pour dire des vérités utiles doit savoir se soumettre à la critique qu'il provoque. J'aurois beau m'excuser sur la précipitation avec laquelle j'ai livré à la presse mon manuscrit, negligences de style & fautes d'impression, tout pourroit être de rigueur contre moi. Pour éviter qu'on défigure cet ouvrage, j'en signe tous les exemplaires, & j'attribue les deux tiers de l'indemnité accordée par la loi à quiconque en fera saisir la contrefaçon ou m'en aura procuré utilement les moyens, supposé qu'on attente à ma propriété.

AVANT-PROPOS.

LISEZ, & doutez; c'eſt pour cela que je vous retrace les fautes des anciens et des modernes en médecine. Vous verrez combien de fois il a fallu ſe donner de garde contre la nouveauté & l'eſprit de ſyſtême. Si vous l'abjurez, mon but eſt rempli. L'expérience nous dirigera demain, ſi la raiſon ne nous éclaire aujourd'hui ſur le meilleur parti à prendre.

Quant à la jeune Anglaiſe, dont on admire les charmes, & dont je révèle les petits défauts à ceux qui peuvent en être amoureux, perſonne n'a droit de ſe plaindre. Je ne dis pas qu'elle ſoit *méchante*, *inquiète*, *double* & *biſarre*, peu *ſociable*, *dangereuſe* même quand il lui plaît; ce ſerait peut-être une calomnie. Si quelqu'un déſire s'allier et s'unir à elle, il ſera bien aiſe de trouver ici des renſeignemens ſur ſa vertu, ſon caractère et ſes moyens, tels que nous les ont tranſmis ſon bon papa (*a*), ſon père de nourrice (*b*), ſon oncle (*c*), et ſon inſtituteur (*d*), avec le témoignage des autres

(*a*) M. Jenner.
(*b*) M. Woodville.
(*c*) Pearſon.
(*d*) Le docteur Aubert.

médecins & chirurgiens qui l'ont visitée & soignée en santé & en maladie. Quand on a de pareilles suretés, on ne peut être exposé à prendre la galle des brebis, ni la gourme des chiens que cette perfide a donnée, selon le docteur Odier, à quelques mâtins des environs de Genêve.

Enfin, elle a pu commettre des fautes dans sa jeunesse, dont son instituteur & une bonne éducation pourront la corriger. Si elle en profite, pourquoi ne s'établiroit-elle point en France pour s'y naturaliser ? C'est un climat heureux, mais il faut plaire aux dames : eh ! savoir si elles voudront compromettre leurs charmes avec cette aventurière ; j'en doute.

RECHERCHES
SUR LES PRÉJUGÉS
ET LES SYSTÊMES EN MÉDECINE,
ET
DOUTES SUR LA VACCINE
SUBSTITUÉE
A L'INOCULATION DE LA PETITE VÉROLE;
AVEC LE PARALLÈLE DES DEUX MALADIES.

> *Ab arte petere quod non profitetur ipsa ars, dementis est.* HIPP. lib. de arte.
>
> N'exiger de l'art que ce qu'il peut et ne rien hasarder, est le parti le plus sage.

ON demandoit à un homme réfléchi quelle eſt l'origine de tant de préjugés chez le peuple, & de tant de ſyſtêmes chez les ſavans ? pourquoi ce changement qui multiplie les nomenclatures pour ſimplifier les ſciences, ſurtout en chymie & en pharmacie, où, parmi nos contemporains, l'on diſtingue déjà les anciens & les modernes ? d'où vient cette inconstance & ce zèle ardent pour la nouveauté ? que ſignifient ces deſtructions & ces créations ? quelle eſt cette diverſité & ce ridicule de la mode, qui veut nous bercer même en maladie, & dont on nous décorera peut-être, malgré nous, à la mort ? que dire de cette bonhommie dans les uns, & de cette prévention dans les autres ? Cet homme répondit : *le mal est à côté du bien.*

Si un indiſcret me demandoit pourquoi les médecins ne ſont point d'accord, & d'où vient la différence de leurs opinions ſur une ſublime découverte? je lui répondrois : *c'eſt ce qu'il y a de plus heureux ;* n'étant point du même avis, ils réfléchiront ſur tant d'innovations, & ils laiſſeront mûrir leurs expériences avant d'exiger que l'enthouſiaſme public les accueille. De leur dévouement pour les progrès des ſciences, & de leurs glorieux travaux pour la conſervation des hommes, c'en eſt aſſez. Il faut que chacun s'honore d'y concourir, comme je m'empreſſe de manifeſter mon opinion, duſſé-je la rétracter un jour : ce que je ferois ſans rougir, s'il y avoit lieu, pour le triomphe de la vérité que nous cherchons.

Tout ce qui peut ajouter au bonheur & à la dignité de l'homme, appartient à la ſociété; mais la médecine fut toujours réputée la ſcience des hommes ſages, c'eſt-à-dire, des philoſophes dignes de porter ce nom. Elle n'eſt pas étrangère aux phyſiciens, aux chymiſtes, aux naturaliſtes qui font aimer les arts dans nos cités; elle eſt la propriété des docteurs & des officiers de ſanté, qui ſe vouent au ſoulagement de l'humanité ſouffrante.

Je peux donc emprunter ſon langage, & par des réflexions puiſées dans la doctrine d'Hippocrate & de ſes ſectateurs, faire une critique ſimple & vraie de ce qui a fait le détriment de cette ſcience, &

de ce qui s'oppose à ses progrès : ce sont les *préjugés & les systêmes.*

Une grande question occupe aujourd'hui la France entière ; elle intéresse toutes les classes des citoyens : c'est le rejet de l'inoculation de la petite vérole & la pratique d'une opération qu'on a bien voulu nommer *VACCINE.* Les avantages que nous en retirerions seroient de garantir de la petite vérole pour la vie tout individu qui s'y seroit soumis, de rendre la contagion plus rare parmi les autres, de réaliser le projet formé d'une infection générale du vaccin pour détruire la petite vérole en Europe, en se précautionnant dans la suite par les lazarets & les quarantaines. Idée sublime, capable de fixer l'attention & de réunir les lumières de tous les observateurs, pour en assurer le succès ! Je voudrois bien qu'elle ne fût point chimérique.

Les grands corps de médecine, ces disciples d'Hippocrate, conservateurs de sa doctrine, eussent déjà extrait sans doute & donné le résultat de toutes les expériences livrées à leurs propres auteurs, si leur existence & leur réunion n'avoient été long-temps problématiques. Les facultés furent détruites, & les nouveaux corps enseignans restent muets, comme si la cause leur étoit inconnue ou indifférente.

Un comité médical de vaccine, composé de treize membres dignes de l'estime publique, a été créé à Paris par un partisan de la vaccination, à l'effet de la pratiquer & de la propager. Il fut fait une souscription pour cela, & déjà il règne une correſpondance dans tous les départemens de la France, où il y a dans chaque ville des vacciniers. La bibliothèque britannique eſt un des journaux qui alimente les ſectaires. Il eſt rédigé & écrit de manière à inſpirer le goût de la choſe & la plus grande confiance.

Jamais circonſtance ne fut plus propre à rappeler les fautes qu'un zèle outré ou une indifférence blâmable a ſouvent fait commettre en médecine, en adoptant légérement ou en rejetant ſans réflexion de nouveaux antidotes & des moyens qui peuvent être nuiſibles ou utiles. Pour les peindre avec exactitude & impartialité, ſans offenſer perſonne, je commencerai par retracer en abrégé les erreurs & les fautes des anciens, en rendant hommage au père de la médecine, qui la tira du cahos, & qui évita ces écueils.

N'appelons pas médecins, diſoit un praticien célèbre, ceux qui, partiſans des ſyſtêmes, ſervilement attachés aux ſubtilités de l'école & aux formules, eſclaves des préjugés, ne ſont que des ſophiſtes dangereux ou des opérateurs eſclaves & téméraires : il ne nous faut ni cet orgueil de ſcience, ni cet appareil de remèdes pour pratiquer la bonne médecine.

Baglivi vouloit que la phyſique ſervît de règle & l'expérience de guide au médecin : *ibi incipit medicus, ubi deſinit phyſicus ;* qu'il sût beaucoup pour faire peu ; qu'il puisât ſa ſcience dans Hippocrate, pouvant faire la médecine ſans pharmacie, & ne le pouvant ſans lui. C'eſt ſans doute dans ce ſens que Vigaroux professeur de médecine de la célèbre faculté de Montpellier, légua son Hippocrate au docteur qui seroit reçu le jour de son décès.

Depuis tant de siècles on n'a pu rien ajouter ni rien prouver contre la doctrine d'Hippocrate & ses principes établis sur les prédictions, les crises, la coction, les ressources de la nature, les avantages de la médecine expectative, sur celle qui est continuellement agissante, si souvent meurtrière, si peu conforme au vœu de la nature qu'elle contrarie sans cesse par la multiplicité des remèdes ou par leur imprudente application dans les efforts qu'elle fait pour la guérison. Cette doctrine a pour base cette vraie philosophie, que le prince de la médecine appelle *sagesse*, & qui doit s'y allier. Sevère en principes, il la fonde sur l'observation & sur l'expérience ; il a pour guide la nature; toujours réfléchi, toujours sage, il bannit les préjugés, & il admet souvent le doute, préférable aux systêmes & à cette vaine confiance qu'on voit si souvent en défaut.

Depuis l'origine du monde il n'est pas de science qui ait été plus cultivée, plus honorée & plus critiquée que la médecine. Quelle en fut la cause, qui l'a voulu? le médecin. S'il eût été philosophe, il n'eût jamais alimenté la satyre, fourni des ridicules au théâtre, caché sa gravité sous une énorme perruque, engendré des disputes aussi inutiles qu'indécentes, proposé & pratiqué la transfusion du sang d'un cochon ou d'un veau dans les veines & le cœur de l'homme, pour le rajeunir. Que dis-je ? ah ! je...... je m'arrête...... Praxagoras ouvre des hommes vivans, pour mieux reconnoître le siége & la cause du mal.

Nous frémissons au récit de tant de témérité & de ces atroces expériences qui firent le déshonneur des premiers siècles, mais dont l'histoire nous a fourni depuis des exemples nombreux & bisarres. Il n'y a pas si long-temps qu'on ouvroit les quatre veines, ou qu'on étouffoit les furieux que le venin de la rage avoit rendu dangereux dans la société & redoutables aux gens de l'art, quand la prudence ne demandoit que des liens, & que la religion défendoit d'attenter à la vie, n'eût-ce été que pour l'abréger d'une minute dans ces malheureux. La vie de l'homme est une propriété que lui-même n'a pas le droit d'aliéner, sans crime, dans ses souffrances & dans son désespoir. Combien de morts n'a-t-on pas enterré vivans, s'il m'est permis de parler ainsi, avant qu'une sage police eût fixé & retardé les délais de la sépulture, d'après les exemples de personnes soupçonnées de mort violente, noyées ou étouffées par la vapeur du charbon, & revenues à la vie ? Que sont devenus ces soufflets, cette seringue, cette fameuse boîte donnant les moyens tant vantés & éprouvés, il y a vingt ans, d'introduire la fumée de tabac dans le corps des noyés & des suffoqués ? Ici, comme ailleurs, quelqu'un se noie tous les ans; l'instrument ne se trouve point, ou il n'est pas en règle; enfin il n'est plus de mode.

Le médecin philosophe, dit Hippocrate, est l'image

de la divinité ſur la terre. Que diroit-il aujourd'hui s'il jettoit un regard ſur l'état actuel de la médecine, voyant nos ſyſtêmes & nos préjugés, ſa doctrine foulée aux pieds par les uns, ignorée totalement par les autres, un empyriſme obſcur, toléré & accrédité, l'enſeignement détruit ou bien dégénéré ? Il diroit ce que nous ſavons tous, ce dont l'hiſtoire nous fournit l'exemple : que, ſans études, ſans phyſique & ſans doctrine, la médecine retombera dans le chaos dont il l'a ſortie. La ſcience n'eſt pas infuſe : pour l'acquérir il ne ſuffit pas de la volonté, il faut les diſpoſitions, les connoiſſances préliminaires, l'étude, le temps, l'enſeignement & la bonne doctrine.

Les diſpoſitions ſont un don naturel. Pour être poète, il ne ſuffit pas de faire des vers, *naſcuntur medici, ſicut poetæ ;* il faut un bon jugement & le goût.

Les connoiſſances préliminaires en médecine ſont les langues mortes, le grec & le latin; la phyſique, l'hiſtoire naturelle, ſurtout l'anatomie, la chimie, la botanique. Mais l'enſeignement eſt dans l'anarchie comme la pratique de cette ſcience. Quelques profeſſeurs ſavans entretiennent encore, pour la forme, le langage ou le babil de l'école. Les auteurs grecs & latins ont perdu leur coſtume & ſont traveſtis, leur langue eſt traduite, ſouvent leur génie eſt neutraliſé par l'encre foible du traducteur; les voilà à la merci de leurs interprètes, qui peuvent les inſulter & les défigurer ſans qu'on s'en doute : il le faut même quelquefois pour les rendre intelligibles, bien ou mal, à plusieurs élèves du jour, sans moyens, à qui, pour se faire entendre & par encouragement, il faudra traduire & chanter en vers français les aphorismes d'Hippocrate & l'Ecole de Salerne.

Depuis Pythagore jusqu'à Théophraste auteur botanique grec, on ne vit qu'erreurs, fables & revêries. L'un explique les phénomènes de la santé par les nombres, l'autre voit tout & en rend raison par les triangles; Heroïcus enfin interdit l'exercice de la médecine à quiconque ne seroit pas géomètre & musicien. Déjà en France on étoit sur le point d'effacer le nom de médecin, de chirurgien; on ne vouloit qu'un officier de santé, & la grande réforme mettoit la pharmacie au niveau de la cuisine.

Les systêmes, en quelque science que ce soit, ont été plus souvent une construction idéale, qu'un arrangement de principes & de conclusions, un enchaînement, un tout de doctrine, dont toutes les parties doivent être liées ensemble & dépendre les unes des autres. Chaque nouvelle découverte a été ainsi étayée par ses auteurs; ils ne manquent point de saisir la proportion & le rapport que plusieurs choses ont les unes avec les autres, pour en tirer avantage, quoique d'ailleurs différentes par les qualités qui leur sont propres. Nous aurons bientôt l'inoculation du virus de la vache dans toutes les maladies des animaux. L'analogie entre l'homme & les bêtes, pour les maladies, n'est point un raisonnement chimérique, a dit un partisan de la vaccine. On lui oppose qu'en général, excepté dans la rage, la contagion ne se communique guère qu'à l'espèce & au genre, c'est-à-dire, que le chien ne prend pas la teigne & la dartre de l'homme, ni celui-ci la galle canine & la morve des chevaux. Il insiste, & il veut absolument que le *cowpox*, cette maladie de la vache laitière, que le docteur Jenner raconte lui être survenue par frottement de la main qui a pansé ou touché le cheval affecté du *javard*, soit nommée *petite vérole des vaches*. Pourquoi déjà cette analogie de nom ?

Dans l'antiquité, si nous en exceptons Arétée & Celse, hommes savans & estimables, les latins ont prôné les amulettes, les enchantemens, les frictions d'Asclépiade, les atômes d'Epicure, & sous diverses dénominations de méthodiques, de pneumatiques, d'éclectiques, se sont acharnés mutuellement, comme on vit aussi les médecins du dernier siècle combattre réciproquement leurs opinions. Galien lui-même, ce fécond commentateur, si souvent commenté lui-même, fait intervenir les élémens, les qualités cardinales, & jouer un rôle à mille autres chimères dans cent volumes *in-folio*.

L'esprit humain a ses bornes, & tout échappe à celui qui veut tout savoir & tout entreprendre. Nos physiciens ont construit des globes ascendans en papier & en taffetas, pour aller voyager au-dessus des nuages, munis de baromètres, de thermomètres, d'hygromètres; &, malgré leur fragilité, ils ont été reconnoître le poids, l'intensité & l'élasticité de l'air à certains degrés de hauteur. Cette découverte curieuse leur a causé quelques disgraces; mais relevés de la chûte, ils n'en ont pas moins la prétention ou l'espoir de maîtriser cet élément, & d'aller, un jour, visiter les planètes, en séjournant & prenant quelques rafraîchissemens dans l'empire de la lune.

N'a-t-il pas fallu de grands efforts pour dissiper naguère le prestige qui avoit séduit la multitude, à l'occasion du magnétisme-animal, malgré les inconvéniens & les nombreux accidens qu'elle en voyoit naître? Ce remède universel, cette proposition principale qu'il n'y a qu'une maladie & par conséquent qu'un seul remède, le *fluide magnétique* prétendu *universel*, n'a-t-il pas mérité l'attention du gouvernement & la réfutation des corps savans de médecine & de physique? Cette sublime découverte de Mesmer n'étoit cependant qu'un systême renouvelé, admis dans le siècle dernier, enseveli dans l'oubli, comme tant d'autres erreurs. Il sembloit alors voir renaître les adeptes de Paracelse & de Wanhelmont, avec leur merveilleuse doctrine sympathique, dont on se joua de leur temps si à propos. Les disciples du docteur allemand avoient fait tout le raffinage de sa pleine science & de sa prétendue puissance exécutrice & occulte. Déjà son nom étoit proféré par un orateur célèbre à la porte de nos temples, par Hervier à Bordeaux, qui fit marcher des soi-disant paralytiques par lui magnétisés, après avoir annoncé à tout le monde qu'on ne mourroit plus que de décrépitude & de desséchement. Eh bien! ce M. Mesmer passe à Montauban, attendu par des hommes instruits, curieux de le voir, qui, après avoir conféré avec lui, ſurpris & étonnés de la médiocrité du perſonnage, abjurent ſa doctrine. Il ne ſut point développer ſon propre ſyſtême, & ce ſophiſte leur donna des abſurdités pour des raiſons. Ce n'eſt point ici le cas de dire que *les grands hommes gagnent à être connus ;* mais que les bons moyens en médecine, ceux qui ne répugnent ni à la raiſon, ni à la nature, n'ont pas beſoin de tant d'efforts pour être admis.

Reprenons l'hiſtoire des anciens, qui nous retrace ſucceſſivement les erreurs & les folies humaines, en matière de phyſique & ſurtout de chymie. Voyez cet adepte paſſer ſa vie & diſſiper ſa fortune à la recherche de la pierre philoſophale, dans la tranſmutation des métaux. Il veut abſolument convertir ſon cuivre en or, & dans ſes mains l'*or eſt réduit à rien.* Celui-ci cherche un contre-poiſon, & il meurt ſuffoqué ſur ſes propres fourneaux, qu'il avoit décorés du nom de *philoſophiques ;* celui-là a compoſé un *or potable*, un *extrait de perles fines* qu'il vend fort cher, & il vit dans la plus grande misère ; cet autre poſſede un *élixir de longue vie*, & il ſe laiſſe mourir à trente ans.

Les médecins arabes ont été des polypharmaques depuis Rhazès imbu de ſa théorie ſur les qualités occultes, juſqu'à Péracelſe & Wanhelmont. Riolan, Fernel & Riviere, malgré leurs mérites, entraînés par l'exemple, les ont imités, en prodiguant leurs remèdes galéniques, & en abuſant de la chymie par leurs compoſés & leurs mélanges. Ainſi cette multiplicité de remèdes, ces composés ſcientifiques, adminiſtrés par des gens plus adonnés aux faſtes de la médecine qu'à la vraie doctrine, a ſouvent tourné contre le bonheur de l'humanité ſouffrante. On ſent bien qu'il eſt plus aiſé de faire pluſieurs formules, que de corriger une erreur & de faire une obſervation différente & meilleure. Ainſi une foule d'antidotes firent la célébrité de leurs auteurs, & l'hiſtoire nous apprend que le ſiècle des merveilles fut toujours celui de la préſomption. Au rapport des plus célèbres médecins, les idées, les recherches & les ſyſtêmes accumulés depuis Hippocrate, n'ont preſque rien procuré pour les progrès de l'art, ſi nous en exceptons la doctrine de la circulation du ſang dont il a eu la première idée (1), quoi qu'on en diſe, celle de la tranſpiration inſenſible, & les réſultats des découvertes du célèbre Sanctorius, qui reſta trente ans aſſis ſur ſa balance, peſant journellement tous ſes alimens & ſes boiſſons, qu'il varioit & qu'il comparoit en perte avec les excrémens de tout genre, y compris les crachats, pour établir ce que nous perdons en général par la tranſpiration inſenſible. Il nous a fourni mille obſervations ſur les alimens, & ſur la néceſſité de ne pas trop s'écouter ſur le régime, par des expériences qui n'ont été importunes & pénibles qu'à lui-même. Il a banni les préjugés de ces manières de vivre trop uniformes, en démontrant

(1) *Cùm prohibetur curſus ſanguinis alio quidem loco conſiſtit, alio lentiùs penetrat, alicubì autem citiùs tranſit, &c.* Hipp. libro de Flatibus.

qu'un peu d'extraordinaire une ou deux fois par mois, dans les repas, ſtimuloit les forces digeſtives; & il a ſurmonté ceux qui contrarioient trop les penchans & les habitudes.

Les ſavans du ſeizième ſiècle juſqu'à Helmontius & Argenterius, raiſonnèrent ſur la ſymmétrie & l'action réciproque des ſolides & des liquides, ainſi que ſur leur dégénération, l'origine & la formation des acrimonies. Sennert publia ſix volumes *in folio* pour nous donner un traité de médecine ſyſtématique. Il finit par obſcurcir la matière, & par ſe perdre dans *ſes derniers élémens.* Il n'en fut pas moins admiré pendant les quarante premières années du dix-ſeptième ſiècle, c'étoit le goût régnant. Les auteurs ont voulu réformer tant de choſes défectueuſes & ſuperflues, mais, ne ſachant quelle route prendre, ils ont donné & ſubſtitué de nouvelles erreurs aux rapſodies de ceux qui les avoient précédés.

Vérulanus fut celui qui tâcha de les remettre dans la bonne voie; toutes les fois qu'il trouvoit trop de ſubtilités dans ces ſavans, il comparoit leur doctrine à une toile d'araignée. « Vous la voyez, diſoit-il: toute digne qu'elle eſt de votre admiration, rien de plus fragile & de plus caſſant. A quoi ſert tant d'eſprit & de profondeur dans vos raiſonnemens, ſi vous ne pouvez être utiles? » C'eſt cependant au dix-ſeptième ſiècle qu'on a vu admirer ces ſubtilités & rejeter toute autre choſe. On admiroit alors, dit de Haën, ce qu'on ne comprenoit pas, & on étoit aſſez ſatisfait par là de rejeter les erreurs des anciens. *Mirabantur quæ non intelligebant, eo modo contenti, quòd veterum defectus abrogarentur.* Tom. 1. Path. pag. 44.

Si l'on oppose les médailles & les éloges donnés avec emphase aux auteurs des découvertes & des systêmes, pour en justifier l'utilité & le fruit, observons ici qu'il est fastidieux de voir tous les témoignages donnes à Sennert par tous les savans de l'Europe; sa famille les fit imprimer & publier pour qu'on sût que celui qui possédoit cet auteur n'avoit besoin d'aucun autre, ayant connu & enseigné tout ce qu'on devoit savoir & tout ce qu'on pouvoit pratiquer. Sennert ignoroit cependant le cowpox & la vaccine.

Les philosophes ont long-temps gémi de tout cela, & heureusement nous avons possédé depuis des médecins dignes de ce nom, qui se sont rapprochés de la doctrine d'Hippocrate, en écoutant la nature, en simplifiant leurs idées, en rejetant ce qui est vain & incertain, en un mot, les préjugés & les systêmes. Tel est leur effet, qu'on a remarqué un goût particulier & une prévention pour quelqu'un d'entr'eux chez tous les peuples, & que par fois les remèdes y sont de mode comme les parures. En France, on fait plus : on y édulcore jusqu'au nom des maladies; la fièvre catarrale a été successivement nommée, depuis vingt-cinq ans, la *follette*, la *collette*, la *grippe*, comme la fièvre maligne du Languedoc fut surnommée la *suette;* l'hystérie & la noire mélancolie ne sont que des *vapeurs.* Déjà dans la vaccine, ce que Jenner, Woodville,

Aubert ont nommé une tumeur, n'est qu'un *bouton de rose;* l'inflammation est une *aréole-rosacée*, la cicatrice une *cicatricule*, le pourtour du bouton est *argenté.* Telles sont les expressions douces & favorables dont se servent en France les partisans de la nouvelle méthode (2). En lisant les traités & les analyses dans les journaux, vous iriez baiser la rose & le bouton, c'est charmant : si je n'eusse été médecin-praticien, je m'y serois mépris; d'autres regretteroient peut-être de ne pouvoir se donner la *vraie* vaccine, ayant eu déjà la petite vérole. Ainsi on doroit autrefois les pilules chez les riches pharmaciens. Les médecins Anglais & le docteur Aubert de retour de Londres, nomment les choses par leur nom, &, tout en flattant la vaccine, ils disent *la tumeur*, *l'erisipèle*, *&c.* Comme nous trouvons toute sorte de leçons dans l'histoire de la médecine, je vais en reprendre le fil, avant de traiter le systême du jour, basé sur des conjectures, & de faire voir les inconvéniens & l'inutilité de la vaccine qu'on veut établir sur une nouvelle expérience aussi peu constante dans ses effets, qu'incertaine & affligeante dans ses moyens.

Depuis que le grand Newton rétablit en physique l'attraction & le vuide, armés d'une force nouvelle, le goût des Anglais suivoit cet agent naturel; celui des Italiens étoit naguère pour l'éléctricité; le magnétisme plaisoit aux Allemands; la gymnastique aux

(2) Voyez l'analyse du traité de M. Husson par la société phylomatique. Bull. des sciences, n.° 50, floréal an 9.

Suiſſes ; aux Français un ſyſtême mêlé de mécanique & de chymie, combattu par Sauvages, Bordeu, Baré, Barthès, Fouquet, & autres célèbres docteurs & profeſſeurs de l'école de Montpellier. Rien, dit-on, de plus commun que les exutoires chez les Chinois, & les ventouſes en Italie : on uſe fréquemment des cordiaux, & l'on applique communément les véſicatoires en Angleterre ; les Français préfèrent les anti-phlogiſtiques, la ſaignée & les délayans ; les Allemands ſe purgent avec des draſtiques qu'on réſerve en France pour les chevaux ; les Ruſſes prennent des bains à la glace & des bains chauds, & paſſent alternativement de l'un dans l'autre. En quoi nous obſervons qu'il n'en eſt pas des remèdes comme de la doctrine : chaque pays eſt à même de les varier, comme les ſyſtêmes ailleurs, & de les préférer relativement au climat, à la température de l'air, à la conſtitution, aux mœurs & aux habitudes des hommes.

Les grands moyens indiqués par la nature ſont le plus ſouvent ſimples comme elle. Gardons-nous d'adopter légérement ce qui lui répugne, & ce que la raiſon déſapprouve. En Angleterre, des miſérables ſe livrèrent à la transfuſion du ſang, moins pour rajeunir, ſelon le ſyſtême du jour, que pour de l'argent : ils moururent dans l'épreuve. Ce fait nous étonne ! Un père tendre, un homme éclairé, dont les larmes coulent encore, au rapport du docteur Vaume, s'eſt laiſſé ſéduire par la nouveauté & quelques bons témoignages : un vaccinier eſt mandé, celui-ci communique la maladie des vaches à ſes deux filles, dont une meurt le 3 ventôſe dernier dans les convulſions, & couverte de tumeurs vaccinales. Le remède paroît ici pire que le mal qu'on veut éviter. A l'exemple de Sanctorius, ſachons limiter nos expériences, faiſons-les à nos riſques & à nos dépens, & convenons de nos fautes. Selon ſes avis rejetons les ſyſtêmes; ne donnons point dans les écarts de l'imagination; ne ſuivons pas toujours les conſeils du médecin, ſurtout s'il eſt opiniâtre & téméraire : *fuge medicos & medicamina.* Voyez ce convaleſcent guérir l'inertie de ſon eſtomac en mangeant deux douzaines d'huitres vertes, à l'inſu du médecin, qui lui a preſcrit la crême au riz & la diète blanche. Ce fut l'hémorragie, qui enſeigna l'utilité de la ſaignée; les ſuintemens purulens donnèrent l'idée des exutoires, des véſicatoires & des cautères; la diarrhée & le vomiſſement donnèrent celle des purgatifs & des émétiques. Il faut donc réfléchir & conſulter la nature : l'expérience & un bon jugement indiquent aſſez ce qu'elle veut, ce qu'elle demande au médecin & au malade. Si nous ſommes ſourds à ſa voix, à ſes ſollicitations, c'eſt que l'homme eſt dominé en ſanté & en maladie par mille & mille préjugés, groſſis par la crédulité, nourris par l'habitude & l'exemple, ſoutenus par l'amour-propre, ſe renouvelant comme la tête de l'hydre. Sans doute l'ignorance les enfante & les propage, la prévention les accrédite, & l'on voit des perſonnes de mérite & des gens d'eſprit en être imbus. Que dis-je ? médecins & gens de l'art, nous en ſommes ſouvent les auteurs ou les pères nourriciers.

Les ſyſtêmes, la diverſité des opinions, les diſputes de mots, les aſſertions haſardées, nos complaiſances & le déſir aſſommant de plaire, ſurtout aux dames, les multiplient chaque jour à l'infini. Les dames ne ſont pas auſſi étrangères, qu'on ſauroit le croire, aux ſyſtêmes, aux préjugés & aux découvertes de la médecine ; de tout temps elles y ont pris beaucoup de part. Nos petites maîtreſſes, devenues adeptes & diſciples de Meſmer, exigeoient de leurs favoris (nous l'avons vu) d'en être magnétiſées & de ſe laiſſer magnétiſer. On s'en amuſa bientôt : le magnétiſme n'agiſſoit que ſur ceux qui y croyoient ; il n'excitoit ni phlogoſes, ni éruptions, niériſipèles, qui les euſſent moins réjouis. Ce fut une dame (myladi Wortley-Montaigu) qui accrédita l'inoculation en Europe : en France elles décideront, malgré nous, quelque temps, du ſort de la vaccine.

Les deux extrêmes ſe touchent. On s'eſt élevé avec raiſon contre la ſurcharge des remèdes, & les meilleurs tombent aujourd'hui dans l'oubli ; leur vogue eſt toujours paſſagère, & la médecine, qu'on a voulu tant ſimplifier, ne conſiſtera bientôt qu'à ſaigner & purger dans toutes les maladies, en juſtifiant le ridicule dont un poète comique voulut la couvrir; inconvénient qui contraſte avec cette ſavante routine, cette pratique ſurchargée de formulaires biſarres, de compoſés riſibles, de mélanges deſtructeurs, qui, de pluſieurs bonnes drogues, forment un poiſon par une décompoſition imprévue faute de principes chymiques. C'eſt à ces principes qu'on doit le rejet des inutilités & des propriétés imaginaires, tels que l'exclusion de ce fameux crâne humain des anciens.

J'ai dit que nous cédons facilement, en santé, aux préjugés & à l'habitude, au lieu de consulter la nature & nos besoins. En maladie nous oublions cette sagesse d'Hippocrate & cette bonne doctrine qui tient le milieu entre la barbarie de l'empyrisme & l'orgueil des systêmes. Sans nous en appercevoir nous multiplions nos besoins, & nous tournons contre nous-mêmes des choses, qui seroient utiles avec un peu de discernement. Prenons pour exemple l'abus que nous faisons du tabac journellement : au lieu d'en user sobrement, j'en barbarbouille & j'en engorge mon nez, par distraction & par habitude. Voyez ce jeune homme sec & fluet, qui abuse de la pipe par ton & par mode, qui fume continuellement dans un climat sec, doux & tempéré, souvent au moment de sa croissance, à quinze ou vingt ans, sans savoir pourquoi : cela l'amuse & le réjouit sans doute, mais il est loin de s'appercevoir du préjudice qu'il cause à son tempérament, en évacuant & en forçant une sécrétion de salive que la nature auroit économisée pour aider la digestion, en la mêlant aux alimens : *digestio incipit in ore.* Cela me chasse la bile, vous dira-t-il : la bile ? elle nous est encore plus utile que la salive ; il ne faut évacuer que celle qui est superflue, dégénérée, hors de ses couloirs, dans le cas de maladie ; & la pipe ne convient qu'aux tempéramens humides, aux personnes chargées d'embonpoint

& de pituite, vivant au bord de la mer, ou ſous une température humide.

Mais le voilà qu'il continue ſes crachats de ſalive ; il force cette ſécrétion des glandes parotides, des ſalivaires & des amigdales, ſuſcitée par l'irritation d'une fumée brûlante & active, ſans ſe douter qu'il eſt impoſſible que ce ſoit de la bile qu'il crache, & que cette dernière, contenue dans la véſicule, le *duodenum* & l'eſtomac, n'eſt rejetée & ne peut ſortir que par le vomiſſement, la diarrhée, ou, en maladie comme dans la jauniſſe, par les voies urinaires.

Combien de préjugés de ce genre & autres ne trouve-t-on pas chez les perſonnes qui cèdent à l'exemple ? Les bornes de cette diſſertation ne me permettent pas de les retracer ; ce ſeroit la matière d'un bon livre. S'il étoit impartial, écrit avec clarté & préciſion, il pourroit être utile à tout le monde, ſurtout à ceux qui, par zèle ou par état, voient de près les malades. On y verroit, ſans étonnement, pourquoi il faut changer de linges les malades dans les ſueurs ſymptomatiques, ce qu'il faut éviter, autant qu'on le peut, dans les ſueurs critiques. On y liroit que, quand il n'y a pas engouement & turgeſcence, on avance plus en ne purgeant qu'après la coction & le relâchement, que ſi l'on avoit donné auparavant des purgatifs réitérés, qui n'auroient fait qu'entretenir l'irritation, l'orgaſme, & empêcher la coction qui ſeule guérit, ſelon la doctrine d'Hippocrate : *cocta medicari oportet, non cruda.* On y verroit l'abus des ſaignées de précaution, & dans tous les temps de la groſſeſſe, dérangeant ſans beſoin les fonctions naturelles dans une dame délicate qui, connoiſſant ſon état, trouve quelquefois pénible de ſupporter les ſenſations qui lui ſont propres, & qui dérivent plus ſouvent de cauſe nerveuſe produite par les affections de l'ame & une vie trop molle, que de pléthore ſanguine.

On y verroit l'abus de l'amputation des membres utiles dont on réclame avec raiſon, & toutes les fois qu'on peut l'éviter, quand la pourriture & la mortification ne les conſtituent pas un poiſon pour la vie; on y verroit encore le rejet de pluſieurs jambes de bois, appuyé de l'hiſtoire d'un jeune homme préparé, pendant un mois à cinq lieues de Montauban, pour l'amputation de la jambe que le cas grave & compliqué de plaies, de fractures & de carie avoit fait décider. La goutte ſurprend la main, qui le lendemain auroit coupé & tranché; le bleſſé, tour-à-tour patient & impatient, conſulte de nouveau; il ſe fait porter à Barèges pour eſſayer une guériſon qui fut confirmée l'année ſuivante, après un ſecond voyage. On y réformeroit ſans doute les préjugés ſur l'éducation phyſique des enfans, preſque abandonnés dans leurs maladies, quoiqu'elles exigent plus d'attention & de lumières pour cet âge foible & muet; ceux de leurs nourrices qui continueront de les emmailloter, juſqu'à ce qu'on les aura miſes elles-mêmes dans des maillots, afin de leur faire ſentir combien eſt pénible cette poſition dans le berceau, & pour leur faire comprendre que l'articulation des genoux veut qu'on les fléchiſſe un peu. C'eſt la ſituation naturelle quand on eſt couché; l'autre, qui étend les extrémités, eſt inſéparable des maladies graves, & précède toujours la mort.

Je ne citerai point ici ces erreurs du vulgaire, cet empyriſme groſſier qui ne préjuge ni ne raiſonne, qui dupe par ſes *cures incurables*. L'ignorance enfanta la fable mythologique, & la crédulité en déïfia les perſonnages les plus obſcurs. Après avoir admiré ce qui eſt intelligible & beau, l'homme s'empare de tout ce qui eſt outré & exagéré; il ne s'attache pas aſſez au doute, qui le ramèneroit aux opinions les plus vraiſemblables. Le charlataniſme ſera ſouvent écouté, parce qu'il promet tout; le mal de Naples, ſelon lui, devoit fuir à l'aſpect ou à l'odeur de cet *antidote* qu'il conſeilla de tenir en poche.

Lorſque cette maladie parut pour la première fois, les médecins n'osèrent l'aborder, tant elle leur parut affreuſe : on ſépara les malades qu'on laiſſoit dans une eſpèce d'abandon, parce que la timidité des docteurs étoit un ſcandale pour ceux qui les ſervoient. On n'oſa point, pendant quelque temps, adminiſtrer le mercure, qui en eſt le véritable ſpécifique, & par un préjugé que la prudence excuſe. Aujourd'hui, plus hardis & encouragés par pluſieurs découvertes heureuſes, & par l'uſage interne de certains extraits tels que ceux de ciguë, de douce-amère & autres, nous voulons les étendre & les multiplier. La virulence eſt à l'épreuve, on cherche à détruire une maladie par une autre, & on inocule le pus des animaux par zèle & par ſyſtême, ſans en approfondir les inconvéniens & le danger.

On y combattroit victorieuſement cette prétention des médecins partiſans de la *drogue anglaiſe*, qui veulent qu'on inocule le vaccin à l'époque de la dentition des enfans, & dans toutes les criſes, & qui prétendent qu'en ce temps de douleur & de foibleſſe naturelle, le vaccin agit avec plus de douceur, que la dentition s'en fait mieux, que l'âge de trois à ſix mois eſt le préférable, & mille autres balivernes. Si nous conſultons Hippocrate & les ſavans médecins qui l'ont imité, nous les trouverons tous d'accord ſur la conduite à tenir dans les temps des criſes. Il eſt défendu de troubler la nature par des ſecours ſuperflus. Nous devons encore être plus attentifs à ne point l'agiter par des choſes pernicieuſes. La nature, a dit Galien, eſt un principe actif dans les animaux, qui prévoit & dirige ſeule leurs opérations. C'eſt elle qui trouve ou qui ſe fabrique les voies nouvelles, & fait tout ce qui eſt néceſſaire pour ſe débarraſſer de l'humeur morbifique. Dans la *dentition*, l'enfant eſt ſi foible qu'il a de la peine à appuyer ſes jambes. La diarrhée, l'inſomnie, la dureté & le gonflement des gencives, la douleur des alvéoles, tout contribue à l'inquiéter; & c'eſt le temps qu'on veut choiſir pour lui donner une maladie fâcheuſe! Mais, pourquoi rendre encore les enfans victimes de nos préjugés & de notre témérité? On ſait que cet âge eſt une tourmente pour les enfans, & que les cris réitérés, ſi ſouvent pris pour des ſymptômes de maladie, ne ſont que l'expreſſion de la violence momentanée ou d'une criſe qui finit par leur être avantageuſe. Sans doute, on a mal obſervé; reprenons nos lunettes, & reliſons Hyppocrate & Galien, qui là-deſſus ſont d'accord pour nous condamner à reſpecter le travail de la nature, plus eſſentiel que celui de la tumeur vaccinale, qu'on croit déjà merveilleux. Mais, revenons à l'hiſtoire des découvertes, pour mieux connoître les progrès de l'eſprit humain dans une matière auſſi importante, & la formation des ſyſtêmes ou des préjugés qui en ont accéléré ou arrêté le cours.

Malgré les recherches les plus ſuivies, les phénomènes électriques étoient encore iſolés & trop déſunis, pour former un corps partiel de doctrine, quand la préſence du docteur Franklin en France, & l'idée de ſa ſublime théorie, ſemblèrent fixer l'attention des phyſiciens ſur le fluide électrique. Les médecins en firent l'application à la médecine. On ſe perſuada qu'on devoit tout attendre d'une commotion qui paroît n'épargner aucune partie, que tous les paralytiques alloient marcher ou ſe mouvoir. Le ſuccès ne répondit pas toujours à l'attente, & cette découverte n'a peut-être pas été aſſez ſuivie : on s'eſt ralenti ſans l'abandonner, parce qu'on n'a pas obtenu d'abord tout ce qu'on vouloit.

L'application des aimans artificiels aux maux de dents & dans les affections nerveuſes, a eu des ſuccès;

mais leur usage en médecine, renouvelé en France par le savant le Noble, versé dans leur préparation, & dans tous les genres de connoissances relatifs à leur administration, n'a pas été assez suivi pour déterminer définitivement leur forme & leur application. Amusons-nous à ces essais : l'acier ne communique rien de virulent. L'alaitement artificiel des enfans nouveaux-nés a été suivi il y a douze ou treize ans, & il a réussi à Paris sous les yeux de la ci-devant société de médecine, dont j'étois correspondant, & à laquelle j'avois communiqué le succès de cet alaitement éprouvé dans cette ville par une dame, qui fit nourrir une de ses filles par une vache, à l'éponge & au biberon : circonstance dans laquelle on remarqua que l'enfant étoit malade, toutes les fois qu'on lui donnoit le lait de toute autre vache. On sait de quelle utilité est ce genre d'alaitement pour les enfans qu'une tendre mère est forcée de sévrer trop tôt, pour les enfans trouvés, mais surtout pour les enfans infectés. Eh bien ! on n'a pas même essayé de l'imiter. Ainsi le temps use tout. Nous n'avons pas fait une découverte, que, sans l'approfondir, nous cherchons à en faire d'autres ; légéreté impardonnable dans le sujet important dont il s'agit.

L'inoculation de la petite vérole avoit été combattue par le préjugé, qui déjà avoit cédé à la force de la démonstration & à l'expérience, qui en ont prouvé & garanti l'utilité & l'avantage. Elle n'avoit plus d'antagonistes, après tant d'obstacles surmontés, de systêmes abattus, de bonnes preuves recueillies, quand, tout-à-coup, ses meilleurs amis l'abandonnent. La voila culbutée, mise à l'écart & réformée, pour lui substituer une maladie de la vache, inconnue dans ces climats, & pour pratiquer avec le virus de la bête une inoculation qui produit une tumeur circonscrite, neutralise, selon plusieurs vacciniers, tout virus variolique, & change, selon d'autres, notre organisation. Les savans & les amateurs qui ont déjà lu les rapports qui ont été faits sur cette nouvelle découverte, ont sans doute apprécié ses effets curieux, le génie & le zèle de ses auteurs. Ils sauront observer les symptomes de la vaccine, & en redouter les accidens & les suites.

L'ouvrage qui a pour titre : *Rapport sur la vaccine, par A. Aubert, docteur en médecine*, est écrit avec un ton de vérité, de clarté & de précision, propres à donner la conviction, & à inspirer la confiance. L'auteur, après avoir développé les avantages de la vaccine, nous assure que le pus de la vache ne nous garantit point de la petite vérole en neutralisant le virus de cette contagion, mais par un changement produit dans notre organisation (systême nouveau): en quoi il n'est pas d'accord avec d'autres vacciniers, sur la manière d'agir du virus vaccinal. Il cite en effet les cas éprouvés de l'action simultanée du virus vaccinal & du virus variolique, inoculés dans les mêmes sujets.

La vaccine peut être capable de nous fournir des observations précieuses & curieuses, d'étendre nos vues & nos lumières, relativement à l'action de ce virus & de plusieurs autres connus & à connoître, sur l'économie animale : autrement elle fera plus de mal que de bien aux inoculés. Jusqu'à présent les virus n'ont pas paru se détruire & se neutraliser dans le corps humain, puisque nous rencontrons souvent leur amalgame dans les maladies chroniques, telles que la maladie vénérienne, les dartres, le scorbut, les écrouelles & autres, réunies dans le même sujet. Ainsi ce seroit déjà une grande découverte & une excellente observation que celles qui constateroient, contre le sentiment d'Aubert & les expériences faites, que le vaccin neutralise le virus variolique, comme l'ont prétendu plusieurs vacciniers. Quoi qu'on en dise, la vaccine n'est pas sans inconvéniens & sans danger, & j'observe que ses partisans exagèrent les dangers de l'inoculation de la petite vérole, pour amoindrir ceux de la vaccine; tandis qu'avant le *vaccin*, ils ont démontré en toute occasion, à qui a voulu l'entendre, que l'inoculation ordinaire de la petite vérole étoit sans danger & peu susceptible d'inconvéniens.

N'ayant jamais eu à m'en plaindre, & l'ayant pratiquée depuis vingt-quatre ans, selon la méthode de Camper, auteur couronné par l'academie des sciences de Toulouse, bravant, ainsi qu'il le faut & d'après ses conseils, le préjugé de la préparation dans les enfans sains & bien constitués, je ne saurois lui préférer un antidote qui, selon tous les vacciniers & tous les rapports, peut être *vrai* ou *faux*, qui parfois a trois sortes d'éruptions, selon Jenner, Woodville, Aubert, savoir, la ſcarlatine, l'ortiée, la puſtuleuſe; qui ſe termine dans quelques circonſtances par une éruption générale, d'après les mêmes auteurs, qui donne la fièvre; qui cauſe des phlogoſes roſacées, c'eſt-à-dire éryſipélateuſes, &, dans certains cas, un éryſipèle au bras : que dis-je ? une fièvre accidentelle, indépendante de la vaccinale proprement dite ; finalement, qui laiſſe des marques conſidérables & ineffaçables au bras, dans l'endroit de l'inſertion, où la tumeur dure au moins vingt-huit jours. Quoi donc, après s'être captivé un mois & avoir éprouvé des ſouffrances, (car enfin les vacciniers ont beau dire, les phlogoſes & les inflammations, peu ſenſibles aux médecins, n'amuſent pas les malades) ces derniers iront acquérir des incertitudes ſur le vrai ou ſur le faux de leurs vaccines, & renouveler l'opération, s'il le faut, pour les détruire, au haſard d'y réuſſir encore ? Ce ſeroit bon tout au plus, ſi ce n'étoit point une maladie dont on n'a pas, à coup sûr, prévu & éprouvé encore tous les accidens. Mais c'eſt pire que l'inoculation ordinaire, qui ne laiſſe aux inoculés ni doutes, ni craintes, ni marques au bras.

Pour encourager, on nous dit que le nouveau virus agit en changeant notre organiſation ; mais d'abord on convient que ſa nature eſt inconnue; & puis, ſi nous ſommes contens de notre organiſation, nous devons lui préférer le virus variolique, qui ne la change point. On a reconnu juſqu'à préſent qu'il ne mouroit de l'inoculation de la petite vérole qu'un inoculé

inoculé ſur trois ou quatre mille. Dimſdale, célèbre médecin, démontra en Allemagne par les tables les plus exactes, & d'après les regiſtres publics, que c'eſt un ſeul ſur quatre mille ſix cent ſoixante-dix-neuf. S'il faut s'en rapporter à la voix publique & aux accidens de ce genre ſurvenus dans la vaccination, elle eſt beaucoup moins favorable. Le C.en Tarbès chirurgien, qui a écrit en faveur de la vaccine à Toulouſe, & qui propage cette méthode, déclare franchement qu'il eſt mort deux envaccinés dans cette ville. On ſe perſuade bien, ſans qu'il le diſe, que c'eſt ſur un petit nombre d'envaccinés, puiſqu'il en mourut un les premiers mois de cette nouvelle pratique. L'on peut mourir, & l'on meurt, ſans doute, envacciné, inoculé, ſans vaccine & ſans variole. Rien n'eſt plus perfide que la mort, qui nous ſurprend quelquefois contre toute attente. On croira facilement que l'un de ces envaccinés, un enfant, a préféré mourir en allant ſe gorger de bonbons chez ſa bonne maman, que de la maladie. Bientôt on oppoſera que tel défunt envacciné avoit le ſang gâté, quoiqu'on n'ait point ordinairement la mal-adreſſe d'envacciner des ſujets douteux pour propager la vaccine. N'eſt-elle point d'ailleurs favorable à toutes les criſes, à pluſieurs maladies, & même à la cacochymie, ſelon Lhornton & autres qui veulent qu'on envaccine ſans égard & ſans examen ? Si le rapport qu'on a fait au C.en Tarbès & aux gens de l'art, ſur quelques bonbons, eſt fidèle, c'eſt à la philanthropie à dreſſer un acte d'accuſation contre la marchande bonbonière ou le confiseur, car les bonbons doivent réjouir les enfans, à Toulouse comme ailleurs, & non pas les faire mourir.

Les partisans de la vaccine opposent la contagion, toutes les fois qu'on leur cite des envaccinés qui ont eu la petite vérole le quinzième jour de l'opération, c'est-à-dire, après son travail & l'époque décidée de la vertu spécifique ; ils l'opposent même à ceux qui l'ont eue plus tard. Quels essais fait-on donc, & quelle imprévoyance de laisser communiquer les premiers? Quant aux derniers, comment se peut-il que le virus-vaccin ait neutralisé le virus variolique, ou qu'à défaut de neutralisation, selon le docteur Aubert, le vaccin ait changé l'organisation de l'homme envacciné, & que, nonobstant de si sublimes découvertes & de si bonnes opérations, le virus variolique exerce son pouvoir ? Ils peuvent agir & ils agissent, nous dit-on, simultanémenr dans le corps de l'homme, si le travail de la vaccine n'a pas ôté la susceptibilité à le prendre & à le laisser agir. Mais encore, après ce travail, comment & pourquoi a-t-il agi ? c'est qu'on n'avoit pas eu la *vraie vaccine.* Les auteurs de la vaccine en Angleterre, & quelques-uns de ses partisans en France, conviennent des accidens qu'elle traîne après elle, ou qui l'accompagnent, disent-ils, rarement. Tout est arrangé & colorié de manière à en conclure toujours de la supériorité de la vaccine sur l'inoculation de la petite vérole : la raison de cette supériorité n'est pas l'absence du danger, une moindre souffrance ; c'est la poſſibilité qu'elle offre ſelon eux de détruire la petite vérole en Europe. Il n'y a que les ſubalternes qui diſent que la vaccine n'eſt pas une maladie : aſſurément ſes auteurs la caractériſent aſſez, comme on le verra bientôt. La petite vérole artificielle eſt toujours vraie ; ſon virus eſt connu depuis huit ſiècles, & l'inoculation l'eſt en France depuis cinquante années. Pluſieurs variolés n'ont point eu autant de mal que les plus belles vaccines. Rien de plus ſubtil & de plus aiſé à communiquer que ce virus : c'eſt une piqûre à l'épiderme, dont on a peine à retrouver la trace quand on l'a faite. Elle garantit, par une expérience conſommée, des accidens, des cicatrices & des marques ; celle du bras même eſt peu ſenſible à l'endroit de l'inſertion, qui n'a été remarquable que quand la mal-adreſſe a appuyé ſur une inciſion qui doit être ſuperficielle. Il n'en eſt pas de même dans la vaccination, la marque eſt conſidérable : auſſi-bien ce ſeroit un abus de croire au *bouton argenté ;* ici, c'eſt une tumeur.

Si nous euſſions été plus prudens, plus ſages & moins enthouſiaſtes, nous aurions continué, comme à l'ordinaire, d'inoculer la petite vérole On l'inocule journellement encore à Londres, à Vienne, &c. Nous aurions laiſſé faire aux médecins & phyſiciens anglais leurs expériences virulentes, & nous n'aurions provoqué ces inventeurs téméraires, qui ont ſoutenu jadis aſſez long-temps la transfuſion du ſang, à venir les faire ſur nos femmes & ſur nos enfans, que quand il n'y auroit plus eu de craintes ni de doutes.

Déjà le virus vaccinal a été inoculé à des chiens. Il en résulte, dit le docteur Odier de Genêve, *une espèce de gourme* qu'on appelle *maladie des chiens*. « Ne pourroit-on pas, écrivoit un autre partisan de cette opération, tenter d'envacciner les chevaux, pour les garantir de la morve & d'autres affections. » Ce seroit, selon Jenner, renvoyer le virus à sa source. On parle d'envacciner les moutons : déjà l'épreuve en a été faite. quelle analogie, quels rapports y a-t-il donc entre les maladies de ces animaux ? L'anatomie comparée a fourni quelques connoissances, mais rien n'en a établi l'identité ; le vaccin mord, irrite & enflamme l'animal qui le reçoit, comme feroient d'autres pus & d'autres virus, si nous en exceptons quelques particularités dignes des curieux & des naturalistes, voilà tout. Si notre imagination s'exalte, ce sera bientôt en France l'agent & l'antidote universel. Jamais on ne vit un enthousiasme si marquant, si ce ne fut un instant peut-être pour le magnétisme, qui déjà avoit enfanté le somnambulisme & les prédictions des aveugles endormis, qui cependant étoient bien éveillés. D'où vient donc qu'en Angleterre & en Allemagne aucune faculté, aucun corps célèbre de médecine n'a rien dit, ni publié, depuis trois ans sur la vaccine ? La faculté d'Edimbourg en Ecosse, par exemple, & d'autres célèbres universités en Allemagne eussent dû en parler savamment : c'est sans doute qu'elles n'ont rien de bon & de positif à nous dire. Ce fut la ci-devant société de médecine qui, réunissant l'opinion des différens corps, & de ses associés & correspondans, renversa le magnétisme-animal par un rapport & une dissertation que je reçus par la correspondance. On cite dans ce rapport une infinité d'accidens qu'on a connus trop tard, & il y est démontré que ce prestige nuisoit encore, en éloignant des remèdes ordinaires les malades, tout comme la vaccine éloigne de la véritable inoculation. Les grands corps de médecine ayant été détruits ou appauvris en France; quoiqu'il existe encore des savans & des professeurs célèbres à Paris, à Montpellier & ailleurs, nous sommes presque sans régulateur & sans doctrine; ou du moins elle semble consignée dans les écoles & dans les bibliothèques. En attendant que la vaccination soit renversée, ou que la vaccine se détruise elle-même par sa bisarrerie &, s'il est permis de le dire, par sa propre iniquité, les médecins seront partagés sur la supériorité des deux inoculations, s'ils ne le sont pas sur les accidens ou les bons effets de la vaccination, comme paroissent l'être les vacciniers eux-mêmes. Mon opinion est qu'il faut prendre le parti le plus sûr, quand il s'agit de la santé & de la vie : & je ne redoute pas plus la petite vérole artificielle, que les docteurs Jenner, Woodville & Aubert ne craignent la vaccine. Quel est celui d'entre nous qui doute que les expériences sur le corps humain ne soient dangereuses, qu'il faut en user avec sagesse & ménagement ? *in corpore humano ea experiri quœ non sunt experientiâ comprobata, non est citrà periculum.* Com. in 1. Hip. aph. La vaccination n'est point à craindre, me dira-t-on;

elle a été affez éprouvée pour avoir la préférence fur l'inoculation de la petite vérole : ce n'eft point une maladie. J'en doute; oui, j'en doute, parce que fa matière eft un venin qui a déjà caufé des accidens aux uns, & des fouffrances, préfumées inutiles, aux autres. D'ailleurs la médecine clinique eft toujours plus ou moins conjecturale, & la prudence eft un de fes plus beaux attributs.

Quelle que foit mon opinion fur la vaccine, je ne faurois, je le répète, qu'admirer le génie & le zèle de fon auteur, ainfi que les bonnes intentions de ceux qui croient de bonne foi cette découverte intéreffante, & qui font des expériences & des recherches pour en conftater l'utilité. En médecine, il ne faut rien dédaigner de ce qui peut être plus utile. La vaccine eft déjà honorée d'affez de fuffrages pour faire époque & mériter l'attention des gens de l'art, n'importe la diverfité des opinions. Dans la préface de fon hiftoire naturelle, Pline nous affure qu'il eft toujours glorieux de tenter de grandes chofes, parce qu'on tient quelque compte à ceux même qui ne réuffiffent point, des efforts qu'ils ont faits pour en venir à bout. Je m'attends bien que les partifans zélés de cette découverte ne blâmeront pas les miens. Eh! pourquoi le feroient-ils ? à Londres on envaccine, & on inocule. En Allemagne, l'on doit avoir obfervé que la vaccine eft contagieufe, puifque nous lifons dans le journal des débats du 7 meffidor an 9 : que la gazette de la cour de Vienne annonce qu'une ordonnance renouvelle à Vienne un ancien règlement concernant l'inoculation de la petite vérole, qu'on ne peut pratiquer que dans les faubourgs, & que la défenſe d'inoculer dans la ville s'étend auſſi ſur la vaccine. Si les médecins allemands & les autorités n'avoient pas conſidéré la vaccine comme contagieuſe, elle eût été exempte du règlement.

Les partiſans de la vaccination voudroient faire croire au rejet de l'inoculation ordinaire ; pourquoi induire à erreur, comme l'a fait le docteur Lhornton par un éloge révoltant de la vaccine, ceux qui euſſent pu profiter de la véritable inoculation, la ſeule admiſſible & bénigne, celle du virus variolique, dont la propriété préſervatrice n'eſt pas conteſtée ? On auroit de la peine à concevoir autant d'exaltation & de prévention dans l'eſprit d'un médecin, s'il n'avoit des imitateurs, & ſi l'on n'en avoit les preuves ſous les yeux. Il oſe défigurer tous les faits favorables à la petite vérole artificielle, pour faire de ſa vaccine une idole fragile, ſur laquelle doit tomber tout le ridicule de la choſe, des propoſitions vaines & des aſſertions haſardées. « La petite » vérole artificielle, ſuivant lui, eſt une maladie » pénible, alarmante, dangereuſe : *la vaccine eſt* » *toujours ſans danger, ſans affection inquiétante ;* » *il n'en eſt mort aucun individu.* » Cet article-là eſt faux, je le prouverai. « La petite vérole propage » la contagion : *la vaccine ne ſe communique jamais.* » M. Woodville aſſure que la vaccine eſt contagieuſe dans le cas de ſes éruptions & autres qu'il cite. Je le prouverai auſſi, en rapportant ce qu'il en dit ;

l'article cité d'Allemagne ſemble le confirmer: « elle » ôte en nous la faculté de contracter la petite » vérole. » J'en doute. « Il eſt probable que, par » le fait ſeul de la vaccination, la petite vérole » diſparoîtra de l'Europe, comme la peſte & la » lèpre. » Juſqu'à préſent on n'avoit pas comparé cette maladie à la peſte & à la lèpre, ni conçu des idées auſſi chimériques. « La petite vérole arti- » ficielle ne met point à l'abri de la confluence des » boutons; elle laiſſe des cicatrices & des difformités. » Je donnerai des preuves du contraire juſqu'à l'évi- vidence. « La petite vérole inoculée peut exciter & » mettre en activité, dans les perſonnes qui y ſont » diſpoſées, les ſcrophules & autres maladies qui » viennent à la ſuite : *la vaccine n'eſt cauſe prédis- » poſante pour aucune maladie ; on l'a vue au contraire » opérer des changemens avantageux dans la conſti- « tution de quelques individus cacochymes, & détruire » même des diſpoſitions maladives & conſtitutionnelles.* » Reproche mal fondé, fait à l'inoculation ordinaire; ainſi furent enfantés autrefois ces ſyſtêmes, ces vertus imaginaires, & ces prétentions ridicules, démentis par l'expérience. « La première n'a pas une marche » aſſurée, les déviations en ſont fréquentes, & l'on » ne peut prévoir avec certitude, ni le moment, ni le » dégré de la maladie. » Quelles imputations ! « *La » ſeconde a une marche tellement régulière, que ſon » uniformité peut être regardée comme un des plus » grands avantages de la vaccination.* » Quelle pré- dilection

dilection aveugle ! J'invite le lecteur à faire attention à ce dernier article, il sera convaincu par les rapports même de Jenner, Woodville, Wacsel, Aubert, que jamais maladie ne fut plus irrégulière, moins uniforme & plus bisarre que la vaccine. « La première ne peut » être donnée, sans danger, à l'époque de la grossesse, » à celle de la dentition, & dans beaucoup d'autres cas; » *la seconde se donne dans tous les temps, & il n'y » a aucune circonstance de la vie, qui puisse la contre- » indiquer.* » Les inoculateurs Dimsdale, Camper & autres, ont démontré que la première peut être pratiquée pendant la grossesse. Quant aux crises & aux maladies, mon opinion est de les éviter : & il faut être enthousiaste pour admettre le dernier article, que la vaccine peut tout guérir, & ne peut jamais nuire. Le médecin Husson, répondant aux objections faites contre la vaccine, dit qu'il ne faut pas concevoir, mais voir. Hé bien, j'y consens : &, pour éviter d'être contredit, je raisonnerai d'après les rapports des praticiens-vacciniers eux-mêmes, ainsi que sur les objections qu'on leur a faites, & les accidens survenus & publiés par les docteurs Vaume, Dufay & autres, qu'on ne peut contredire.

Ce que j'ai dit, j'ai bien voulu le dire. Ainsi, tandis que le génie s'efforce d'anéantir une cruelle maladie & la plus commune, j'ai osé rappeler de vieilles erreurs, ce qui a fait le détriment de la science, ce qui s'oppose aux progrès de l'art de guérir, en deux mots, les *préjugés* & les *systèmes*. Je ne l'ai point fait sans avoir réfléchi combien il eſt pénible & dangereux d'affronter la nouveauté, de contredire des perſonnes de mérite diſtinguées par leur ſavoir, & au haſard d'être moi-même accuſé de prévention & de préjugé. La vérité ſortira peut-être du choc des opinions : du moins dans cette lutte les faits ſeront réduits à leur juſte valeur. Je vais en rétablir d'inconteſtables, & mettre le lecteur à portée de décider par l'expérience & les aveux des médecins les plus prononcés en faveur de la vaccination, &, pour ainſi dire, d'après ſes propres auteurs, ſi la vaccine n'eſt pas une pratique incertaine, dangereuſe & inférieure à la petite vérole artificielle.

C'eſt aux gens de l'art & aux perſonnes inſtruites à en décider, car on va voir que ſouvent ſes partiſans ne ſont pas d'accord. Eh! comment pourroient-ils l'être dans une matière qu'ils avouent nous être ſi peu connue, telle que l'action des miaſmes, & celle d'un nouveau virus.

AVANTAGES
DE LA PETITE VÉROLE ARTIFICIELLE,
ET
PARALLÈLE

Qui prouve sa supériorité sur la vaccine, & qui en motive les dangers & le rejet, d'après les faits & les rapports les plus authentiques.

J'ai combattu les préjugés & les systêmes. Je vais montrer dans sa nudité la *vaccine*, pour dévoiler les formes & les vices de cette nouvelle chimère qu'ils ont enfantée. On va voir le travail merveilleux qu'on lui suppose, la fausse vertu dont on la pare, le fard qu'on lui prodigue, la couleur de rose à base argentine qui rend son tableau grotesque & ridicule. C'est aujourd'hui une fleur à examiner, avant de la porter à la bouche, demain ce sera une plante vénéneuse à rejeter.

Quelque doux & apprivoisé que paroisse un animal du genre féroce, il mord souvent l'homme qui le caresse, & blesse celui qui l'emmusèle : prenez garde de vous familiariser avec lui, avant de le bien connoître. Je ne crois pas qu'en inoculant dans l'homme le pus de la vache, on inocule le poil de la bête; mais il eſt conſtant que ce virus irrite & enflamme. Rien n'eſt plus incertain que la prétendue vertu ſpécifique vaccinale, dont il ne donne & ne laiſſe aucune garantie ſuffiſante. Déjà il a cauſé de nombreux accidens, & il eſt poſſible, d'après ſes effets irréguliers, que ſon action ſur le corps humain n'ait point encore montré toute ſa puiſſance & tous les réſultats de ſon développement. Si le fait eſt probable, il faut le prévenir. Pour être à même de juger ce que c'eſt que le vaccin & la vaccine, allons puiſer le premier à ſa ſource: examinons l'autre, d'après les obſervations publiées par quelques médecins anglais, partiſans de la vaccination. Je donnerai ſouvent l'extrait littéral du rapport ſur la vaccine par le docteur Aubert, de retour de Londres, portant des inſtructions & des renſeignemens ſur cette maladie. Ce médecin, qui a été en Angleterre pour pratiquer la vaccine, dit que ſon traité ſur cette maladie (3) eſt la réponſe aux queſtions rédigées par les commiſſaires de l'école de médecine de Paris. Il ne paroît pas qu'il ait été encore rien publié ſur la vaccination par l'école de médecine, d'où émanèrent les queſtions auxquelles le docteur Aubert prétend avoir répondu. En général, ce que les auteurs anglais & le médecin Aubert diſent de fâcheux ſur la vaccine, doit être ſi peu ſuſpecté, qu'ils montrent pour elle une faveur & une prédilection capables de faire oublier le mérite de leurs ouvrages, & d'en défigurer le ton

(3) Rapport ſur la vaccine, ou traité ſur cette maladie, par A. Aubert, docteur en médecine. (Paris, an IX.)

de modeſtie qui y règne. Ils paroiſſent cependant vouloir nous dire le fort & le foible ſur tout ce qui a été obſervé dans les cas cités par MM. Jenner, Woodville (4), Wacſei & autres. Le docteur Aubert nous retrace tous les ſignes connus juſqu'ici de la vaccine, dont il diſtingue les ſymptomes *eſſentiels*, *concomitans* & *accidentels*. Il n'a garde d'avancer qu'elle ne ſoit pas une maladie; mais aſſez ſouvent, après en avoir caractériſé la gravité, il voudroit qu'elle fût bénigne. Lorſque le mal eſt plus réel, il en accuſe le vent & la pouſſière, la lancette & ſa rouille, la légitimité du vaccin ou ſa bâtardiſe. Ici, la matière n'étoit point limpide; là, elle étoit purulente & jaunâtre : il la rejette, ſi elle *oxide* l'inſtrument : elle réuſſit mal, tranſmiſe par un fil; il faut la prendre à jour & heure préfix, & ne pas y manquer. Ce jour varie au gré de ſes auteurs, ſoit Jenner & Pearſon, ſoit Aubert lui-même. Le lecteur jugera bientôt des diſtinctions & des embarras que néceſſite & que cauſe cette nouvelle & virulente méthode, les incertitudes & les craintes qu'elle laiſſe, les accidens *rares* ou fréquens qu'elle provoque, ce que la vaccination fait ſouffrir, le bien & le mal qu'elle peut produire, ce que la vaccine ſignifie, finalement ce qu'elle vaut. Souvent cet auteur s'en réfère aux obſervations de pluſieurs médecins, qui ont ſuivi les hôpitaux avec lui : quelquefois auſſi il combat leurs opinions. Il cite tous les cas éprouvés de la vaccine, & en rappelant des

(4) Obſervations on the cowpox.

hypothèſes auxquelles il eſt permis de ne pas ſe référer. Je rapporterai exactement tout ce qu'on a dit de plus eſſentiel, en indiquant les pages, afin qu'en liſant les obſervations & les divers parallèles, il ſoit facile de faire la comparaiſon des avantages & des inconvéniens des deux inoculations. Il ne faudroit point que les partiſans de la vaccination m'accuſaſſent de vouloir inſpirer des craintes, après avoir donné un apperçu des erreurs de tous les temps & de la foibleſſe de nos moyens, non : les perſonnes déjà envaccinées ſont quittes de leur eſſai, il ne peut leur reſter que des doutes qu'elles peuvent rejeter : mes réflexions ne diminueront en rien le mérite de leur dévouement. Celles qui ne ſavent quel parti prendre, auront la ſatisfaction de ſe décider par elles-mêmes, & ſauront ce qu'elles vont faire. Mon intention n'eſt point de donner des regrets, ni de blâmer ceux qui, par humanité, ont cru & croient devoir multiplier leurs expériences dans la nouvelle pratique. Il m'eſt permis de confirmer aux autres que le parti le plus ſage & le plus sûr en médecine, pour garantir des ravages de la petite vérole naturelle, eſt l'inoculation ordinaire & connue du virus qui lui eſt propre. Cela eſt ſi véritable, que, ſelon Aubert, page 21 de ſon traité, « il eſt quelquefois difficile de déterminer la réuſſite » de l'inoculation de la vaccine, lorſque la tumeur » ne préſente pas tous les traits qui la caractériſent; » déviations, dit-il, très-rares chez les enfans qui » n'ont pas paſſé l'âge d'un an, doués d'une bonne

» ſanté. » La reſtriction ne va qu'à une année, & les traits dont il parle ſont fort nombreux; j'en déſigne une partie.

Commençons par montrer les dangers de la petite vérole naturelle, confluente & irrégulière, & la néceſſité de l'inoculation du virus variolique qui les prévient, & qui donne la certitude d'une petite vérole artificielle, preſque toujours bénigne. Pour le prouver, cet article ſera terminé par le parallèle de la petite vérole naturelle & de la petite vérole artificielle. Je traiterai enſuite du cowpox & de la vaccine, en admettant les obſervations de ſes propres auteurs & de ſes partiſans, qu'on ne peut conteſter ni révoquer en doute. Je citerai ce qu'ils en ont dit de plus intéreſſant pour & contre, en y mêlant quelques objections & des réflexions. Je terminerai par un ſecond parallèle de la petite vérole artificielle & de la vaccine. Comme la diſcuſſion règne ſur la virulence, examinons d'abord ce que c'eſt ou ce qu'on entend par virus, afin de mettre tout le monde à portée de juger la queſtion de la ſupériorité de l'une ou de l'autre inoculation.

DU VIRUS EN GÉNÉRAL.

Les partiſans de la vaccine aſſurent que la matière dont ils ſe ſervent pour envacciner, ſoit qu'ils la tiennent immédiatement de la vache, ſoit qu'ils la prennent ſur le bouton de la tumeur vaccinale, eſt un virus. On le nomme virus vaccinal, ou le vaccin. Selon les docteurs Jenner, Woodville & Aubert, les ulcères ſouvent phagédéniques, ſurvenus aux vaches laitières par le frottement réitéré de la main des domeſtiques qui ſoignent des chevaux malades des *eaux aux jambes*, c'eſt-à-dire attaqués du javart, (en patois, *las grappos*) & dont la mal-propreté des valets a communiqué le vice, produiſent un pus dont on n'a adouci que le mot dans notre langue, & qu'on connoît par VACCIN. On nomme vaccine la maladie qu'il cauſe; en Angleterre, c'eſt le cowpox, découvert depuis trois ou quatre ans; d'autres veulent qu'il y en ait plus de quarante. Qu'entend-on par virus, puiſque tous les partiſans de la vaccine qualifient ainſi le vaccin? Le mot *viru* en latin eſt indéclinable; il ſignifie poiſon, venin. Le virus eſt réputé en médecine une matière de qualité maligne, pernicieuſe, venimeuſe, ennemie de la nature: tels ſont, le virus ſyphillitique, ceux des écrouelles, de la lèpre, de la rage, le venin des ſerpens, celui de la tarentule, le pus contagieux & corroſif des ulcères. Toute conſidération étrangère à part, & ſans préjugé, quel eſt le phyſicien qui, forcé de ſe donner la petite vérole pour éviter de l'avoir épidémique, c'eſt-à-dire de haſarder de l'avoir fâcheuſe, ne préférera point s'inoculer ſon propre virus, *le variolique*, ayant la faculté de le connoître, ainſi que ſa marche & ſes effets bénignes par artifice, que de s'allier avec la matière purulente des ulcères? Le docteur Aubert dit dans ſon traité, p. 2, en parlant du cowpox: « que les puſtules d'une teinte livide & bleuâtre, ſont des tumeurs ſur le pis de la vache, qui dégénèrent aiſément en ulcères phagédéniques. »

Nous

Nous ne connoiſſons que deux moyens de guérir les maladies, qui ont pour cauſe un virus. Le premier eſt de les détruire; le ſecond eſt de les empêcher d'agir. Croyez-vous que cela ſe puiſſe par un mécaniſme? Voyez-donc la nature opprimée agir avec force dans la rage pour expulſer le venin: l'animal ſue, il vomit, il bave ſans ceſſe. Jamais on n'eut plus de beſoin de délayans; l'hydrophobe cherche, par toute ſorte d'artifices, à vaincre la répugnance qu'il éprouve à boire, & pour tout ce qui eſt liquide, comme ſi la nature lui en dictoit la néceſſité, alors même qu'il n'en a plus les moyens, parce que le venin a tout dérangé, & que l'obſtacle eſt invincible. D'un autre côté, la plaie ſe rouvre, elle ſuppure & rend une ſanie virulente: on diroit que la force des virus dépend d'une adhéſion ou d'une attraction mutuelle des molécules qui ſont dans le contact, & qui tendent réciproquement les unes vers les autres, ce qui eſt une véritable action accompagnée d'une réaction mutuelle, ſelon M. Hamberger & les réflexions de Sauvages. Cette action & cette réaction ſont très-ſenſibles de la part du virus-vaccin, car l'on verra que c'eſt par cette action & cette réaction ſur le ſyſtême général, que le docteur Aubert explique les ſymptômes *eſſentiels*, *concomitans* & *accidentels* de la vaccine. Que dis-je? c'eſt à cette même *réaction* qu'il rapporte ſa propriété prétendue ſpécifique. Qu'eſt-ce donc qu'un virus? un venin, une choſe pernicieuſe à nos humeurs, qui étouffe le principe de vie, que la nature voudroit rejetter, mais qui, ſelon les circonſtances, lui réſiſte plus ou moins. Il faudroit s'étonner ſi le vaccin faiſoit mourir tous les envaccinés qui le reçoivent. L'action & la réaction prouvée par Hamberger, ſont ſans doute relatives au concours de circonſtances qui développent ſa force & ſes moyens. Cette force ſe trouve autant confirmée par les ſenſations que ces circonſtances font éprouver, & par les phénomènes qu'elles produiſent, que par la raiſon, qui me dit que, ſi c'eſt un ſyſtême, nous pouvons nous en ſervir pour aider nos conceptions, avec d'autant plus de facilité que c'eſt le ſentiment des vacciniers les plus inſtruits, qui expliquent leur *ſyſtême* par ce ſyſtême. Il ne faut pas être ſi ſurpris de voir des vaccines bénignes; le venin a été plus ou moins ſubtil, ſuivant les diſpoſitions du ſujet, ſelon qu'il a plus ou moins pénétré & mis en jeu cette action & cette réaction. Que peut la morſure de la vipère, quand l'humeur vénéneuſe de la véſicule exprimée & pouſſée ſous la dent de ce ſerpent, ſe trouve abſorbée par un bas de laine ? Elle n'a pas plus d'action que le virus vaccinal abſorbé par un *atome de pouſſière* ou par *la rouille de l'inſtrument*, ce qui, ſelon le D. Aubert, ſuffit pour annuller ſon action & ſon travail.

Combien de fois n'a-t-on pas eu occaſion en médecine de réfléchir ſur cette action des poiſons qui ont agi ſelon leur quantité, leur force & les diſpoſitions des ſujets qui y ont été ſoumis, & ſelon encore la manière dont ils l'ont reçu ? Valiſneri, raſſuré par Rhedi, goûte le venin de la vipère, dont il a recueilli plus d'une once dans un verre. Il répète toutes les expériences de ce naturaliſte, qu'il trouve conformes à la vérité, & il nous apprend que cette liqueur a la couleur & le goût de l'huile d'amandes douces. Demandons aux partiſans de la vaccine pourquoi ce venin tranſmis à la bouche n'agit pas, & d'où vient qu'il tue ſi promptement par la morſure & ſon introduction à la peau ? Il faut croire que les plus zélés tâteront un jour le vaccin à jour, lieu & heure préfix, ayant ſoin de les varier pour nous éclaircir quelques doutes.

On a fait quelques eſſais ſur les virus, & l'on a reconnu que le pus variolique infuſé dans de la bière, & tel que le donna à ſon fils un laboureur du duché de Brunſwick, cauſe une petite vérole des plus fâcheuſes. Quelle différence dans leur manière d'agir ? A Marſeille on obſerva, lors de la contagion de la peſte, que les chiens qui léchoient les plaies des peſtiférés, ou qui ſe nourriſſoient de leurs ordures, n'étoient point infectés de la maladie, tandis que, communiquée par l'inſertion, elle les faiſoit mourir dans le moment même. L'inſertion au contraire du virus variolique, beaucoup inférieur au miaſme peſtilentiel, pour la malignité, eſt toujours favorable par cet artifice. Dans la maladie des bœufs, on eſſaya de communiquer la contagion à ces animaux par un breuvage, dans lequel on mêloit le lait & le ſang de ceux qui en étoient infectés. Les eſſais furent faits de même avec de la matière purulente ſortant des naſeaux de ceux qui étoient attaqués, ſans que la maladie pût leur être communiquée.

Dans un amphithéâtre d'anatomie, à Toulouſe, un jeune chirurgien, diſſéquant un cadavre, laiſſa tomber par mégarde ſon ſcalpel, & fut bleſſé légérement au pied. Cette bleſſure, regardée comme de peu de conſéquence, ne laiſſa point de s'envenimer; malgré les ſecours & les ſoins de la bonne chirurgie de cette ville, la plaie irritée par le venin émané du cadavre, & qui avoit paſſé dans le ſang, devint pire. Le bleſſé mourut bientôt. Ceux qui connoiſſent ce fait, & qui ont pu le voir, il y a environ trente ans, peuvent l'atteſter, s'il eſt révoqué en doute & qu'on ne veuille pas en croire Galien qui certifioit, de ſon temps, que la matière des humeurs corrompues, dans les animaux & dans le cadavre, eſt capable de nous faire mourir, tranſmiſe même en petite quantité : *In animalibus corruptio aliqua naſci poteſt tanta, ut veneni tùm qualitatem, tùm vires æquet, &c.* Lib. 6. de loc. aff. cap. 5.

Eugalenus avoit voulu perſuader que la plûpart des maladies participoient du ſcorbut; de ſorte qu'il ſe forma une ſecte parmi les médecins, qui ſuppoſoit que nous étions tous affectés du virus ſcorbutique. Un célèbre praticien obſerve que Lind s'éleva contre cette erreur. Cette dernière affection, comparée avec le mal vénérien, préſente une ſingularité bien remarquable : les deux maladies ſont accompagnées de pluſieurs ſymptômes qui diffèrent peu entre eux, comme il eſt aiſé de l'appercevoir. Cependant le mercure, qui nuiroit eſſentiellement dans la première maladie, eſt le ſpécifique par excellence de la ſeconde.

Si les partiſans de la vaccine continuent de prétendre que le virus de la vache bonifie notre ſang, ils nous expliqueront comment les autres virus l'altèrent ſi fort. Aucun médecin n'ignore que le mal vénérien peut reſter caché dans le corps humain vingt, & même trente ans, ſans que ſon virus agiſſe & ſe développe : ce qui eſt conforme à l'obſervation, qui nous en a fourni pluſieurs exemples.

Il eſt auſſi avéré en médecine, que le virus ſcrophuleux peut reſter long-temps caché comme les autres, & ſe joindre, en ſe développant, à d'autres maladies; de là naiſſent les complications les plus obſcures & les plus difficiles à guérir. Je défie les partiſans du virus vaccinal de déterminer avec certitude, ce que le mêlange du vaccin avec nos humeurs peut produire, même après le travail de la vaccine. Si les écrouelles ſont un rejetton de la maladie vénérienne, comme on le croit communément, ou ſi c'eſt l'effet d'une production nouvelle, qui tire ſon origine des corps ci-devant affectés des autres virus, pourquoi n'auroit-on pas à redouter de nouveaux mêlanges & de nouvelles complications, par l'inſertion du pus de la bête ? Ce qui prouve quelque analogie entre le virus des ſcrophules & le mal vénérien, c'eſt que les préparations mercurielles & les ſudorifiques, qui paſſent avec raiſon pour les ſpécifiques de la dernière maladie, ſont les remèdes employés avec le plus de ſuccès, dans la première : je dis avec le plus de ſuccès, parce qu'ils n'y réuſſiſſent pas auſſi-bien; tel eſt l'effet des complications & des altérations des maladies, qu'elles n'en ſont que plus rebelles & moins connues. Cette dernière obſervation milite pour le banniſſement de toute nouvelle inſertion virulente dans nos corps, qui peut y provoquer l'altération, la dégénération & une procréation vicieuſe humorale.

Ceux qui prétendent garantir de tout accident la vaccination, doivent réfléchir ſur ce que chaque virus offre de ſingulier, de curieux & d'extraordinaire. Le virus ſcrophuleux mutile les membres & défigure nos corps; il forme des tumeurs qui ne ſuppurent point, ou qui ſuppurent mal; il attaque les os, &c. Cependant le malade méconnoiſſable eſt ſouvent dédommagé, au moral, de cette perte au phyſique. Voyez cet enfant qui eſt en chartre, âgé de dix à douze ans: il eſt petit, rachitique, boiteux ou cul-de-jatte; ſa tête eſt groſſe, ſon ventre gonflé & dur, ſes cuiſſes, ſes jambes, ſes pieds & ſes bras ſont grêles & menus. Arrêtez-vous un inſtant, & raiſonnez avec lui; c'eſt un prodige d'eſprit, de bon ſens & de ſageſſe. Mais attendez-donc: le phyſique ne perd pas toujours; il reprend ailleurs l'avantage aux dépens de l'autre, quoique les virus puiſſent contribuer au détriment de tous. Nous pouvons juger par analogie, dans une matière abſtraite & inconnue, ſans admettre préciſément que l'alliage du pus de la vache ſoit capable d'affoiblir dans les générations futures des envaccinés, le courage des Français, qui sera toujours inaltérable. Ce serait une supposition qui feroit rire les vacciniers, & qu'il leur seroit encore difficile de faire croire impossible, car ils n'auroient pas établi, en raisonnant, que ce qui vicie & détruit nos corps, favorise l'esprit & le bon sens. On a vu des moribonds tenir des discours sublimes, & étonner les assistans.

Ce qu'on nomme bénignité dans quelques vaccines, n'est autre chose que l'inaction du venin, sans que nous puissions en assigner la cause. Comment la peste épargne-t-elle souvent les gens intrépides, ceux qui sont d'une complexion maigre, les personnes sujettes aux hémorroïdes, celles qui ont des ulcères, des exutoires ou des cautères ouverts, les phthisiques & les goutteux, tandis que les gens timides & robustes en sont victimes? Le miasme pestilentiel est cependant le plus pernicieux, puisque Lieutaud dit que la meilleure recette est celle qu'il donne: *Mox, longè, tardè, cede, recede, redi, c'est-à-dire partez au plutôt, allez loin, & revenez tard.* Celle que je veux donner contre la petite vérole naturelle n'est pas de chercher à détruire cette maladie, & à la bannir de l'Europe; abandonnons cette prétention, & n'allons pas voyager au-dessus des nuages. Il suffira à ceux qui la redoutent de la prévenir par artifice, en inoculant le virus qui lui est propre. Les médecins qui rejettent le vaccin semblent imiter la nourrice raisonnable & la bonne mère, qui arracheroient des mains d'un enfant, un hochet de similor sale & rongé de verd-de-gris.

La dartre vive vénérienne & la teigne ſcrophuleuſe juſtifient aſſez comment ſe réuniſſent & ſe travaillent enſemble les différens virus. Lorry, dans ſon traité *de morbis cutaneis*, dit que le venin une fois introduit dans le corps, ne fait que croître, en corrompant les parties les plus ſaines; de ſorte qu'au lieu de s'affoiblir, il ſe fortifie en ſe multipliant : *Si ſub univerſâ corporis maſſâ venenum intumeſcit & copioſum acerrimum, quod dùm cutem adoritur partes reliquas ſimul & copiâ inficit & peſſundat acredine, jam non tùm decumbere dici poteſt humor quam ad illam & in illa multiplicari, & mali accumulatione ipſam corrumpere.* (Voyez *de morb. cut. in-4.° p. 166.*)

Il eſt un petit coquillage de mer, nommé la moule, qu'on mange. On croit qu'il y en a de deux eſpèces, & c'eſt vraiſemblable, car il en eſt une qui produit les mêmes ſymptômes que le vaccin. Rien n'eſt plus ſingulier que le rapport des deux maladies entr'elles. Les ſymptômes ordinaires de la maladie que cauſe la moule, ſont des nauſées, le vomiſſement, la diarrhée, des éréſipèles ſans fièvre & avec fièvre, des éruptions pourprées & *l'éruption à marques d'ortie*, que les vacciniers nomment *éruption ortiée*. L'éréſipèle attaque la face, & occupe tout le corps en même temps : il y eſt queſtion auſſi de la fièvre ſcarlatine, comme dans la vaccine. Enfin il a été obſervé des convulſions par Mentzel à la ſuite de tous ces ſymptômes : la ſcène dure tout au plus deux ou trois jours, elle finit quelquefois dans douze heures. On trouvera tous ces détails confirmés

confirmés par Hoffman, Berhensius, Verlof dans la dissertation de Boissier-Sauvages sur les animaux venimeux. Quand nous serons aux symptômes de la vaccine, on pourra en faire la comparaison.

Il semble que, honteux de son origine, & cessant de considérer la chose en physiciens, quelques partisans de la vaccine cherchent à disputer que le vaccin soit encore le pus de la vache-laitière, originaire de la fluxion dartreuse près du sabot du cheval. Ils prétendent que sa transmission successive dans l'homme l'a métamorphosé, & que lui-même s'est humanisé, de sorte que, si ceci continue, nous aurons dans peu le sujet d'un nouveau poëme qu'on pourroit intituler les métamorphoses viru-vaccinales, & mettre à la suite des jolis vers qu'on a déjà faits. On n'a pas imaginé assurément que Christophe Colomb ait apporté d'Amérique le mal de Naples dans des tonneaux, ni que ce virus se soit tourné ou altéré dans la traversée. M. Woodville agit prudemment à son arrivée en France; il eut la précaution d'inoculer quelque enfant à Boulogne, où il envoya, par la poste, reprendre le nouveau vaccin; le premier s'étoit abâtardi dans la route de Boulogne à Paris: sans sa prévoyance, il eût fallu repasser la mer pour s'en procurer. On sait à présent qu'il en est à Milan, à Genêve & presque par tout; ainsi des spéculateurs qui ne sont pas médecins, ne pourront en faire une branche de commerce, comme on l'a fait de l'*huile antique*, pour graisser les cheveux.

Je n'ai pu pouſſer mes recherches ſur la contagion, ſans rencontrer le charbon, *antrax ;* c'eſt une tumeur éryſipélateuſe & phlegmoneuſe qui paroît ſous la forme d'un furoncle ou de petites puſtules d'un rouge livide, entourées d'un grand cercle luiſant & enflammé, qui forme ſon aréole. La durée de cette tumeur eſt de 29 à 30 jours; on en voit de toutes les groſſeurs, depuis un pouce juſqu'à trois & quatre de diamètre, il s'y forme une eſcarre. La tumeur vaccinale n'a, ſelon Aubert, qu'un pouce de diamètre; ſuivant d'autres elle en a deux, ce qui peut varier; on y remarque l'aréole, l'inflammation, ſa terminaiſon par l'eſcarre, le même nombre de jours fixe pour la chûte.

Pour peu que les phyſiciens y réfléchiſſent, ils trouveront des rapprochemens ſenſibles dans ces tumeurs, comme auſſi avec le *charbon provençal* décrit par Lieutaud. Celui de la fiévre maligne diffère un peu du peſtilentiel dont le caractère eſt plus gangreneux. Dans les tanneries, les ouvriers qui préparent les peaux & les cuirs, y ſont fort ſujets. La peſte ne ſe termine que lorſque le venin ſe porte vers l'habitude du corps, de même que dans la petite vérole. Quelques ſymptômes nommés *accidentels* & les éruptions de la vaccine, paroiſſent être auſſi une criſe de la maladie, qui peut être très-légère ou très-violente.

Ces maladies ſe communiquent également, ſauf le plus ou le moins de force contagieuſe, & ſuivant que les vices & changemens produits par les miasmes agacent les nerfs & le cerveau, & rendent ces affections plus ou moins nerveuſes & cérébrales. Je penſe que, par des expériences, on découvriroit que le vaccin n'eſt pas la ſeule matière qui puiſſe changer momentanément la diſpoſition ou la ſuſceptibilité à prendre la petite vérole, & que d'autres eſpèces de pus produiroient cet effet par l'inoculation. N'éprouve-t-on pas journellement qu'on eſt délivré d'une maladie par une autre ? n'a-t-on pas obſervé pluſieurs fois que l'accouchement, le flux hémorroïdal, les urines teintes de ſang, la péripneumonie, la petite vérole & autres maladies graves, ont terminé la fièvre quarte la plus rebelle, & que celle-ci, par un retour aſſez ſingulier, a délivré de l'épilepſie, de l'affection hypocondriaque, de la néphrétique, de la goutte &c. ? Au ſurplus, c'eſt le réſultat des obſervations de pluſieurs ſiècles, & qu'on peut lire dans l'excellent précis de médecine de l'auteur que j'ai cité, qui a eu occaſion de traiter lui-même la peſte.

La nature a ſes ſecrets, comme la terre a ſes tréſors cachés. Nous n'avons pas bien compris encore les effets ſurprenans de la torpille, poiſſon qui engourdit le bras & tout le corps du matelot dont il touche la rame. Boiſſier-Sauvages vit avec étonnement l'ortie marine exhaler dans ſes mouvemens de contraction & de dilatation, une vapeur ſubtile qui enflamme les yeux. Nous obſervons cependant que les mêmes choſes ſont bonnes ou fâcheuſes, ſelon leur emploi. L'Huile d'amande, ſi douce à l'eſtomac, eſt acre dans les yeux, & le tartre-émétique doux à l'œil, renverſe le ventricule par une contraction convulſive, ſans laquelle le vomiſſement n'auroit pas lieu. Ainſi les virus & les miaſmes peuvent agir dans les ſujets, ſelon la diſpoſition des organes, la diathèſe humorale qui s'y rencontre ou qui peut y être provoquée par leur préſence. Elle change & ſe multiplie, comme l'a dit Lorry, par la corruption des parties ſaines des corps, ce qui rend la vaccine dangereuſe & capable de fournir des levains provocateurs de nouvelles maſſes de corruption. Il eſt donc intéreſſant d'obſerver ſi les ſignes qu'elle produit, & les accidens qui ſurviennent, ont de l'analogie avec l'effet des poiſons & des venins, ce qui la feroit conſidérer comme une eſpèce de charbon artificiel.

DE LA PETITE VÉROLE NATURELLE.

Le miaſme variolique communiqué à nos corps, en temps d'épidémie contagieuſe & maligne, par l'air ou par attouchement des objets infectés, ſurprend & accable l'homme le plus fort, comme le plus foible. Tranſmis dans le ſang par la reſpiration, par les alimens, par les pores abſorbans, il y ſéjourne aſſez pour mûrir ſes ravages & ſes deſtructions, & devient terrible à ſon irruption. Ne pouvant parvenir à la peau qu'en affectant plus ou moins les organes internes, il dérange leur jeu, en étouffant les fonctions vitales & animales; il peut susciter toute sorte de congestions, d'inflammations, de suppurations & de dépôts, quand il se combine avec ce qu'a de fâcheux la constitution médicale des saisons. L'explosion semble ne se faire qu'à demi dans la variole discrète, irrégulière, maligne; autrement, comme dans les petites véroles confluentes, tout le corps couvert de boutons réunis, ne forme qu'une plaie suppurante, mêlée de pétéchies, d'éruptions miliaires & pourprées, & de tout ce que la malignité, l'irritabilité, l'inflammation & la putridité entraînent, pour donner plus de force & de fureur au venin qui veut éclore à la peau.

Si dans les cas ordinaires, la nature soutient ses efforts, elle est souvent étouffée par la puissance destructive de tant d'ennemis coalisés pour l'abattre; la fièvre redouble, les viscères s'emflamment & regorgent de la matière que la peau repousse ou rejette quelquefois par un étrange affaissement; le col s'enfle, la face est méconnoissable, le sang circule avec peine, les bronches se resserrent, le poumon s'engoue, & le ballottement de ses lobes multipliant les obstacles au retour & à la circulation du sang par des inspirations entrecoupées, le retient à la tête: le cerveau en est comprimé...... voilà les convulsions & la mort.

Tel nous le vîmes porter la désolation dans nos contrées, mutiler nos femmes & nos enfans, les aveugler en leur laissant tout le brillant de la cornée, obscurcir le transparent de la pupille, n'épargner ni l'âge ni le sexe, changer tous les traits, & défigurer la beauté la plus innocente, laiſſer preſque toujours les marques & les cicatrices de ſes bleſſures, comme pour ſervir d'exemple à nos deſcendans, couvrir les corps d'abcès & de fiſtules, fixer ſes membres par des ankiloſes & des caries, les rendre immobiles, enfin vouer l'homme à toutes les infirmités.

Cette deſcription de la petite vérole naturelle maligne, que chacun peut avoir obſervée, eſt le pire de la maladie ; tout le monde ſait que quand l'épidémie eſt bénigne, & qu'aucune cauſe vicieuſe de la conſtitution épidémique ne la change, on échappe ſans accident à cette maladie qui ſuit ſa marche & ſes périodes, à tel point que l'on voit ſouvent des enfans de la ville & de la campagne ſupporter aſſez bien leurs puſtules, manger, ſortir, n'avoir guère de fièvre qu'avant l'éruption, & n'éprouver aucun ſymptôme inquiétant. Cette maladie fait beaucoup moins de ravages depuis qu'on a banni les préjugés qui aſſommoient de choſes échauffantes, & privoient les malades d'un air tempéré. On cite à cette occaſion l'imprudence d'un jeune homme qui paſſa imprudemment une rivière à la nage, ayant encore ſes belles puſtules, & ſans en être incommodé, ce qui paroît aſſez ſurprenant. Dans les petites véroles naturelles, régulières, on voit preſque toujours les enfans expoſés à l'air libre; il faut cependant éviter les deux extrêmes. Tout cela prouve qu'il n'eſt pas de maladie qui n'ait quelquefois ſa bénignité.

DE L'INOCULATION DE LA PETITE VÉROLE.

On inocule la petite vérole en Europe depuis cinquante ans avec un ſuccès étonnant. L'expérience & la raiſon confirment cette heureuſe pratique établie, depuis long-temps, dans le levant & à la Chine. Les médecins & chirurgiens les plus inſtruits en ont démontré les avantages. Le peuple, qui ſe fit prier quelque temps, n'en eſt plus éloigné; il a cédé à la conviction & au vœu le plus conſtant des perſonnes éclairées.

N'oublions pas les ravages & les deſtructions que laiſſe après elle cette contagion, pendant le règne d'une épidémie irrégulière ou maligne, lorſqu'elle peut nous ſurprendre & qu'elle s'inſinue d'elle-même dans nos corps, & voyons quels ſont les effets contraires du virus variolique inſéré ſous l'épiderme. Tranſmis & communiqué par cet artifice, ſous une forme preſque indiviſible, il y pénètre comme la lumière dans des yeux ſains, & il procure la maladie artificielle, auſſi régulière & auſſi bénigne que la naturelle eſt dangereuſe & cruelle. Ce n'eſt plus le cas de ces puſtules confluentes, qui, de la ſurface du corps, ne font qu'une tumeur & qu'une plaie, pour le défigurer; ce ſont quelques boutons de belle qualité, plus ou moins importuns ſuivant leur nombre, qu'on peut compter facilement, & qu'on trouve à peine quelquefois. Ils ſont ordinairement réguliers, preſque toujours beaux & ſéparés, tels enfin que les partiſans de la vaccination les compareroient à de petites perles fines, ſi leur favorite en poſſedoit de cette qualité. La maladie ſuit régulièrement ſes périodes ſans gêne & ſans ſouffrances, ſauf l'indiſpoſition & la fièvre, qui ſont indiſpenſables deux ou trois jours avant l'éruption. On eſt bien légérement incommodé quand il n'y a que dix ou un ſeul bouton, qui, ſelon tous les médecins & ſelon le D. Aubert (page 48 de ſon traité), ſuffit pour prouver & juſtifier le ſuccès de l'inoculation de la petite vérole. L'enfant joue & s'amuſe après leur ſortie; ſi le nombre en eſt plus grand, leur qualité & la régularité de la maladie mettent les inoculés à l'abri des accidens & du danger.

Pluſieurs médecins célébres ont parlé en faveur de l'inoculation; aucun ne l'a fait avec plus de clarté que M. Camper profeſſeur de médecine de Groningue, auteur couronné par l'académie des ſciences de Toulouſe en 1773, dont l'ouvrage fut bien accueilli en France & en Hollande, à cauſe de la réputation de ce ſavant, dont la pratique ne s'eſt pas trouvée en défaut dans cette importante matière. A l'appui de ces obſervations ſont les calculs faits & les tables fournies de ceux qui ſont morts par l'inoculation de la petite vérole, d'après les renſeignemens les plus exacts. Ainſi s'exprime le D. Camper (5) : « pour » juger & faire la comparaiſon des avantages de la petite

(5) Les avantages de l'inoculation & la meilleure manière de l'adminiſtrer. Ouvrage traduit de la diſſertation latine couronnée par l'académie des ſciences de Toulouſe, & compoſée par le D. P. Camper, profeſſeur de médecine à Groningue.

» vérole artificielle ſur la naturelle, il n'eſt pas néceſ-
» ſaire de compulſer, comme on l'a déjà fait, les
» regiſtres publics pour y voir la totalité de ceux qui
» ſont morts de l'une & de l'autre de ces maladies.
» Cette opération répétée mille fois a porté la choſe
» au dernier dégré d'évidence : & ce ſeroit fermer
» les yeux aux rayons du jour, que de ne pas recon-
» noître combien il eſt rare que l'on meure de l'ino-
» culation de la p. v. Leuthner, dans la préface qu'il
» a ajoutée à l'édition allemande de Dimſdale, a
» démontré que, de cent ſept mille ſix cent vingt-
» quatre inoculés, il n'en étoit mort que vingt-trois,
» c'eſt-à-dire un ſeul ſur quatre mille ſix cent ſoixante-
» dix-neuf. Or, la petite vérole naturelle, feſant périr
» quelqueſois un malade ſur quatre, & au moins deux
» ſur treize, il s'enſuit que, ſur 107,624 malades,
» elle en auroit enlevé 16,556, au lieu de 23. Voilà
» par conſéquent 16,556 perſonnes ſauvées par l'ino-
» culation. Il n'eſt perſonne dont la vie ne ſoit inté-
» reſſée à un avantage auſſi réel : &, comme l'a dit
» fort bien Tiſſot, il n'eſt beſoin pour cela d'aucune
» démonſtration ultérieure. » Il eſt un fait certain,
c'eſt que le miaſme variolique ne produit point par
l'inſertion cette putridité qui ſe développe ordinairement dans les épidémies ; l'inoculation eſt rarement
accompagnée de pétéchies ou de taches rouges ſemblables aux piqûres de la puce, aſſez communes à la
petite vérole naturelle. Camper cite comme un fait
extraordinaire, & qui l'eſt véritablement, d'avoir vu

quelques taches aux yeux, à la ſuite de l'inflammation, dans le grand nombre de ſes inoculés; ce qu'il ne cherche pas à attribuer à des cauſes étrangères, ni à des acrimonies humorales, &c., pour pallier l'accident, comme on veut le faire pour la vaccine.

L'inoculation ne laiſſe point de marques qui défigurent le viſage; elle nous laiſſe dans un état de ſécurité ſatisfaiſant. D'après ce qui a été dit ſur le mode de tranſmiſſion, au chapitre du virus, il doit nous ſuffire de ſavoir que c'eſt une propriété de l'inoculation même, d'être bénigne pour le virus variolique, ce qui eſt oppoſé pour le venin de la vipère & les contagions peſtilentielles. Ainſi je conçois, ſans hypothèſe, que le virus variolique, placé ſous l'épiderme, ſon ſiège naturel & principal, étant l'agent de cette maladie de la peau qu'on nomme petite vérole, s'y trouve à ſa place; il fait éruption avec moins de réſiſtance, ſans affecter autant les organes des fonctions vitales & animales, ni les viſcères eſſentiels à la vie. Les grands dangers n'étant point à la peau, on a trouvé l'art de mettre plus ſurement à l'abri de toute incurſion & de toute léſion, les parties internes eſſentielles à la vie, par l'inſertion de ce virus ſous l'épiderme pratiquée comme un point. (·) Vous le voyez entre la paranthèſe, je vous l'indique : il en faut encore moins; pratiquez, & laiſſez agir.

J'ai obſervé que, s'il eſt ſurvenu quelquefois une éruption plus abondante, une enflure plus conſidérable qu'à l'ordinaire, elles n'ont cauſé que peu d'inquiétude,

& que la maladie rendue bénigne par le fait *propre* de l'inoculation, s'est terminée heureusement dans des sujets qui auroient succombé dans la maladie naturelle, par le fait propre de ses irrégularités. Encore ne cessera-t-on de réclamer contre les préparations longues & abusives, inutiles quand il y a la santé, dans l'individu qu'on inocule; méthode que rejette le D. Camper, ainsi que le grand nombre de médecins qui ont parlé sur l'inoculation. Elles sont faites, je le déclare, plutôt pour flatter l'amour-propre des inoculateurs & les préjugés des parens & des malades, que pour amoindrir un mal, qu'elles aggravent le plus souvent. S'il y a nécessité à faire quelque préparation, c'est seulement dans le cas de maladie; il faut la guérir si l'on peut, avant d'inoculer la p. v., & laisser reposer l'enfant, lui donner le temps de reprendre ses forces. Jamais on n'a prétendu guérir la cacochimie & autres maladies graves, par l'inoculation ordinaire : ce seroit être dans le délire, que de proclamer de pareilles erreurs : il n'y a que l'enfantillage qui pût y croire; de si beaux attributs étoient réservés à la vaccine. La plûpart des auteurs qui ont traité de la manière d'inoculer, reprochent aux médecins de s'être laissé entraîner par Rhasès, dans une pratique ridicule & cruelle, & d'avoir, mal à propos, rapporté à la sagesse de leurs préparations & à la bonté de leurs remèdes, les salutaires effets de l'inoculation même. C'est sans doute une illusion flatteuse de prétendre disposer ou changer à notre gré les qualités du sang, quand nous ignorons ce qui conviendroit le mieux au virus, & les moyens d'exécution. Rien n'égale la ſanté pour réſiſter à ce venin, & le pouſſer à la peau. Il agit peut-être en ſens inverſe des autres : mais nous ne ſommes que les interprètes de la nature ; ce n'eſt pas à nous à la diriger. Pourquoi donc affoiblir le corps qu'on veut inoculer ? Celui qui croit purger en ſanté les mauvais levains, purge tout auſſi-bien les bons : c'eſt un bienfait, que les remèdes ne flattent pas la gourmandiſe ; chaque jour on en auroit abuſé plus facilement. On veut inoculer, & l'on commence par affoiblir & inquiéter l'enfant, par le dégoûter. On remue, on trouble, on déplace ſes humeurs, ſans néceſſité. Que demandez-vous ? des bains : ils ne conviennent guère ni à la vieilleſſe, ni à l'enfance. Vous purgerez à la fin de la maladie : pourquoi la dévancer ? attendez le deſſèchement des boutons, vous trouverez alors de la matière, des humeurs ſécrétées, dégénérées par la fièvre, de la coction, ſelon la bonne doctrine, & du relâchement. C'eſt ce qu'on a établi cent fois avec évidence, ce que les auteurs de la vaccination ont très-bien ſenti, & ce qu'ils pratiquent. Je ne doute pas que, ſi l'on préparoit ceux qu'on veut envacciner, la maladie & les accidens ne fuſſent pire & plus fréquens.

Les parties les plus expoſées à l'air, comme la face & les mains, ſont toujours plus chargées de boutons dans la p. v. ; c'eſt pourquoi, la portion du viſage eſt ordinairement le 5.e de la totalité de la ſurface du corps, tandis qu'en ſuivant les proportions, elle ne devroit être que comme 1 à 50. Pour que la p. v. naturelle fût aussi discrète que l'artificielle, il faudroit qu'il n'y eût sur le visage que le 50.e de la totalité des boutons : c'est ce qui arrive par l'inoculation; l'éruption ordinaire suit le caractère de bénignité qui lui est propre, au point de rendre celle-ci cent fois moins dangereuse que la p. v. naturelle ; ce qui le prouve, c'est que le maximum des boutons est tout au plus mille, & le minimum est un seul bouton. Les petites véroles épidémiques, de l'espèce pire, donnent jusqu'à cent mille boutons. Quelle différence dans le nombre ? elle est encore plus grande dans la qualité & le genre. L'artificielle mérite donc d'obtenir cent dégrés de préférence sur la naturelle. Cet exposé est le résumé des calculs, le fruit de l'expérience & de l'observation des médecins les plus célèbres. Je pourrois fournir à l'appui cent tables nombreuses : je me contenterai de mettre sous les yeux du lecteur celle que contient l'ouvrage du D. Camper, dans laquelle quarante inoculés n'ont eu, en somme totale, que 3,970 boutons ; la moyenne proportionnelle est 100 pour chacun. Les extrêmes ont été de un à mille ; les termes moyens sont très-doux. On pourra facilement comparer l'éruption variolique avec la vaccinale pustuleuse, dont je donnerai aussi une des tables fournies par le docteur Woodville, médecin de l'hospice de Londres, qui a apporté le vaccin en France : elle est extraite de ses rapports, & l'on croira aisément que ce n'est pas la moins chargée.

TABLE DE CAMPER. PETITE VÉROLE ARTIFIC. BOUTONS.

N°	Sur le Corps.	Au Visage.	En tout.
1.	29.	6.	35.
2.	29.	8.	37.
3.	15.	0.	15.
4.	12.	0.	12.
5.	250.	50.	300.
6.	1.	0.	1.
7.	41.	9.	50.
8.	18.	2.	20.
9.	152.	35.	187.
10.	70.	30.	100.
11.	21.	4.	25.
12.	11.	4.	15.
13.	258.	55.	313.
14.	100.	45.	145.
15.	46.	22.	68.
16.	50.	14.	64.
17.	3.	2.	5.
18.	4.	2.	6.
19.	50.	14.	64,
20.	43.	4.	47.
21.	34.	3.	37.
22.	10.	5.	15.
23.	258.	55.	313.
24.	109.	45.	154.
25.	764.	236.	1000.
26.	17.	2.	19.
27.	6.	0.	6.
28.	3.	1.	4.
29.	4.	1.	5.
30.	43.	7.	50.
31.	19.	6.	25.
32.	71.	10.	81.
33.	11.	1.	12.
34.	27.	3.	30.
35.	2.	1.	3.
36.	240.	60.	300.
37.	5.	1.	6.
38.	8.	1.	9.
39.	312.	70.	390.
40.	1.	1.	2.

Sur le C. . 3147—au visage . 823.—en tout 3970.

TABLE du nombre de pustules sur des envaccinés, publiée par Woodville, & déjà opposée au systême du jour par le D. Vaume.

NOMS des ENVACCINÉS.	NOMBRE des BOUTONS.	NOMS des ENVACCINÉS.	NOMBRE des BOUTONS.
Collingvidje. .	170.	Spooner. . . .	150.
Georges. . . .	530.	H. Lovel . . .	170.
Bouyens. . . .	310.	Salmon. . . .	200.
W. Hull. . . .	200.	Harris.	300.
S. Hull	120.	Turner	220.
Hoole.	102.	Streeton. . . .	300.
Hickland. . . .	300.	Smith.	105.
Morton	200.	Meacoek. . .	350.
Dixon.	174.	J. Tumer. . .	1000.
Platfond. . . .	1000.	Jenkins. . . .	300.
Seart.	200.	Hew	100.
C.H.Arriskind.	100.	Adams	200.
Waters	120.	Brukthorpe. .	100.
H. Fimens. . .	163.		

Par cette table, extraite d'un des rapports de M. Woodville, on voit que le maximum des boutons est égal à celui de la petite vérole artificielle; que le minimum est 102, au lieu de 1, & que les termes moyens sont souvent beaucoup plus chargés dans la vaccine que dans la p. v. artificielle. La ſomme totale des puſtules des envaccinés compris dans la table au nombre de 27, eſt de 7184. Comparée avec celle de Camper, on trouve dans celle-ci, ſur 40, 13 inoculés & 3214 boutons de moins. En ſuppoſant, ſi l'on veut, que ce calcul ne ſoit pas exact, il eſt toujours conſtant que la table de Woodville eſt privée de termes moyens & doux, puiſque le minimum eſt 102, au lieu de 1. Cette table n'eſt ni nouvelle, ni fautive : elle n'eſt pas plus à moi qu'aux médecins vacciniers même, qui l'ont citée mille fois en faveur de l'inoculation, ainſi que pluſieurs autres de ce genre.

Parallèle de la petite vérole naturelle et de l'artificielle.

La petite vérole naturelle peut, quoique très-rarement, attaquer deux fois le même ſujet ; c'eſt une vérité conſtante. *La petite vérole inoculée ou artificielle n'en a jamais fourni d'exemple, ſelon Dimſdale, Camper, &c., quoiqu'elle n'ait ſouvent produit qu'un ſeul bouton.*

En ſuppoſant qu'il y en eût quelque exemple, le cas doit être bien rare.

La petite vérole naturelle eſt réputée cent fois plus dangereuſe que l'artificielle, ſelon les obſervations de Dimſdale, Mead, Camper, &c. Ayant ordinairement cent fois plus de boutons, il n'eſt pas étonnant qu'elle ſoit ſi ſouvent confluente au viſage, qui en contient

contient le cinquième de ceux qui couvrent la surface du corps. *Le nombre de boutons étant infiniment moindre dans l'artificielle, on n'en a que très-peu. Le cinquième du visage, relatif à la surface du corps, est peu de chose, puisque le D. Camper croit impossible de l'avoir confluente.*

Je dis que, s'il n'est pas impossible, c'est assez difficile; car ce n'est pas tout-à-fait le nombre des boutons qui la rend confluente, c'est aussi leur qualité. Or, dans l'inoculation, la qualité en est belle & bonne: c'est confirmé par l'expérience. L'imputation de cette confluence n'est faite aujourd'hui par quelques médecins, qu'en faveur de la vaccine.

La petite vérole naturelle, de la plus mauvaise espèce, donne jusqu'à cent mille boutons: *l'artificielle peut, tout au plus, en donner mille dans les cas extraordinaires.*

Dans la petite vérole naturelle, aucun remède, aucune précaution ne peut prévenir, ni diminuer le nombre des boutons: *dans l'artificielle, on n'y réussit que par l'effet de l'insertion sous l'épiderme; en quoi, le fait étant constant, les avantages de cette méthode sont évidens.*

Il est avoué généralement que l'enflure du visage, du col, &c. ne sont point critiques, puisque les malades sont morts au plus fort de l'enflure du col & de la tête. *L'enflure étant proportionnée à la quantité de boutons & à leur qualité, celle de la tête est fort rare dans la petite vérole artificielle: il faut qu'il y ait au moins cinquante boutons pour la produire légère, le plus ſouvent il n'en exiſte pas.*

Je pourrois citer une infinité d'exemples & le témoignage de tous les inoculateurs célèbres, qui aſſurent qu'il eſt rare qu'il y ait d'enflure au viſage & aux autres parties, dans la petite vérole artificielle. Je l'ai vue une fois, il y a trois ans : on n'eut pas long-temps à s'en plaindre, car elle ſe diſſipa le mieux du monde; l'enfant ouvrit les yeux à la chûte des croûtes, & il n'eut ni taches ni marques. Il eſt rare même que ces accidens aient lieu; car, quand on n'a que depuis un juſqu'à vingt, trente, quarante, & même cent boutons ſur le corps, & de belle eſpèce, on n'a rien à redouter, & l'on n'eſt que légérement incommodé.

La petite vérole naturelle a une fièvre ſecondaire, qu'on attribue à la rentrée d'une partie du virus & à la ſuppuration des puſtules. *Watſon, Home, Mead & autres médecins nous aſſurent qu'elle n'a point lieu dans l'inoculation, & que les boutons tardifs y ſont auſſi très-rares.*

Camper ne les a vus que trois fois dans le grand nombre de ſes inoculés. Je n'ai apperçu qu'une ou deux fois, d'une manière ſenſible, le mouvement de la fièvre ſecondaire, & dans un cas extraordinaire. Mais rien ne peut être abſolument uniforme dans la nature, & en maladie ; cette fièvre de ſuppuration eſt néceſſairement moindre par l'inoculation.

La petite vérole naturelle eſt ſouvent confluente, maligne, compliquée d'éruptions miliaires & pourprées.

Cette complication n'a pas lieu dans la petite vérole artificielle. L'inflammation semble y être passive, la putridité s'y développe à peine, & c'est un cas extraordinaire, si elle acquiert quelque mauvais caractère dérivant des épidémies régnantes & de la constitution médicale des saisons.

Il est donc moins intéressant qu'on veut nous le persuader, qu'on s'expose à l'*action*, à la *réaction*, & aux maladies que peut faire développer un nouveau virus, un pus étranger à nos corps & capable d'altérer notre sang, pour nous garantir d'un mal que chacun peut prévenir par un moyen ordinaire, connu & sûr dans ses effets. Si la petite vérole naturelle décime le genre humain, évitons-la, autant qu'il est en nous, en lui opposant l'artificielle; & soyons aussi jaloux de ne pas compromettre notre santé, en dégradant par l'insertion du pus de la bête notre propre substance & la pureté de notre sang, que de nous mésallier dans l'ordre de la société politique. N'exagérons pas les dangers de l'inoculation, pour achalander la vaccine. Ce n'est pas sur cinq cents inoculés qu'il en meurt un, puisque Dimsdale & autres ont prouvé que c'est sur quatre mille six cent soixante-dix neuf. Quand on en retrancheroit le quart, il en résulteroit toujours un avantage préférable à toutes les incertitudes du vrai & du faux, & des accidens de la vaccine.

Examinons maintenant la vaccine, d'après ses propres auteurs. Rapportons les observations déjà multipliées, qu'ils publient, & sans y rien changer; & ne laissant à l'écart, ni ses vertus, ni ses vices, formons un parallèle des avantages & des inconvéniens de l'inoculation ordinaire & de la vaccination, également vantées en supériorité par les partisans de l'une ou de l'autre. Il en résultera un éclaircissement utile à ceux qui peuvent ignorer ce qu'on a publié en faveur de la vaccine, & avantageux aux autres qui ne savent encore s'ils doivent céder au *oui* d'Hippocrate, ou au *non* de Galien. Sans aucune prédilection, nous devons adopter de préférence, 1.° la méthode la plus certaine, celle que l'expérience a confirmée & que la raison avoue plus particulièrement ; 2.° la plus analogue à notre espèce, à nos humeurs, & la plus propre à nous garantir de la petite vérole naturelle que nous voulons éviter ; 3.° celle qui fait moins souffrir les inoculés, qui défigure le moins les membres qui y sont soumis ; 4.° la plus généralement avouée, & dont les effets constans ne laissent ni doutes ni craintes après l'opération & le travail éprouvé de la maladie transmise ; 5.° celle qui, fondée & appuyée sur une longue & ancienne expérience, s'est établie sans le concours d'aucune association, pour la propager & la soutenir, qui au contraire n'a trouvé, avant de s'établir, que des récalcitrans ; 6.° celle enfin qui éloigne toute idée de novation, de conjecture & de répugnance individuelle : c'est la petite vérole artificielle.

DU COWPOX.

Les mots induisent à erreur ceux qui, faute de principes & de connoissances, débrouillent & distinguent à peine les choses. Le malade qui n'est pas tenu d'être chymiste, n'a pas à rougir d'avoir refusé de prendre du tartre-émétique, & d'avoir accepté du vin stibié. Mademoiselle ne veut pas, dit-elle, de lémithochorton, qui échauffe ; elle demande du mercure doux, qu'elle croit adoucissant. J'aurois tort d'en rire ; ce remède est encore plus sûr contre les vers, & son erreur vient d'un jeu de mots. Évitons ce jeu-là, pour que chacun sache ce qu'il fait & ce qu'il veut faire. Que signifie le nom de *petite vérole des vaches*, donné communément par les médecins français au cowpox ? Qu'une bonne femme me dise que les cochons sont sujets à la petite vérole, & que ma cuisinière trouve quelque rapport avec cette maladie dans l'éruption qui fait maigrir les pigeonneaux, les poules & les dindons, à la bonne heure ? Mais des physiciens, des docteurs & des hommes instruits abuseront-ils ainsi, long-temps, des choses & des mots ? Laissons ce langage aux personnes peu instruites, qui jugent tout par les apparences. Il n'y a que l'homme qui soit sujet à la petite vérole ; la bête n'éprouva jamais de maladie semblable. Ce n'est pas une éruption quelconque, qui constitue la petite vérole ; c'est le caractère particulier & virulent des pustules, leur forme, l'ordre régulier & la marche de la maladie la plus générale & la plus étonnante, peut-être, qui puiſſe exiſter dans l'eſpèce. Les propriétés des virus ont été déjà remarquées : ils diffèrent totalement entr'eux, & elles varient à l'infini. La maladie des vaches, nommée cowpox, n'a pas plus d'analogie avec la petite vérole, que cette dernière avec le ſquirrhe & le ſarcome. Nous apprendrons bientôt que quelque médecin français, ſuiſſe ou milanais, aura vu, je ne dis pas des oiſeaux, mais quelques cochons de lait, & des jeunes veaux, marqués & gravés de la petite vérole confluente.

Ce que l'on nomme cowpox en Angleterre, il nous a plu de le nommer vaccine en France. La première maladie appartient à la vache, & la ſeconde qui eſt celle de la vache, & la même que le cowpox, ne doit, ſelon les vacciniers, appartenir qu'à *l'homme* & à *la femme*.

Il ſe développe ſur le pis de la vache des puſtules d'une teinte livide & bleuâtre : la peau qui les environne eſt enſtammée; ces boutons ſont engagés dans le cuir, ils y entrent profondément; ils y font des creux, & c'eſt-là un des traits les plus prononcés qui les diſtingue des autres eſpèces de puſtules, qui ſont toujours ſuperficielles. Voyez le rapport du D. Aubert (p. 2), où il ajoute:

« Ces tumeurs dégénèrent ordinairement en ulcères phagédéniques; mais c'eſt une ſuite du frottement de le main, qui en maniant le pis de la vache (pour en prendre le trayon), déchire le bouton & enlève chaque jour l'eſcarre qui ſe formeroit ſans cela. La même choſe arrive chez l'homme, lorſqu'on entame la tumeur. »

« Selon Jenner (page 5), c'eſt le pus de la plaie du cheval malade du *gréaſe* ou eaux aux jambes, qui crée le cowpox, lorſque quelque domeſtique peu ſoigneux touche le pis de la vache, après avoir panſé le cheval. La matière qui ſuinte du ſabot de cet animal, produit il eſt vrai des boutons ou des ulcères ſur les mains de ceux qui les ſoignent; mais ces gens-là n'en ſont pas pour cela mis à l'abri de la contagion variolique. La matière du *gréaſe* n'acquiert donc la propriété de préſerver de la petite vérole, qu'autant qu'elle a éré reproduite dans le corps de la vache, & qu'elle y a créé & ſubi une élaboration. Cette explication eſt ſi biſarre, que notre eſprit a peine à l'adopter. Cependant, ſi des faits multipliés en atteſtoient la vérité, il faudroit bien croire Jenner là-deſſus comme ſur le reſte. Au fond, cela ne ſeroit pas plus extraordinaire que l'effet préſervatif de la vaccine, telle que nous la connoiſſons. »

« Juſqu'à préſent les expériences de MM. Woodville & Coleman n'ont pas confirmé cette découverte ſingulière, &c. D'ailleurs la vaccine a paru ſouvent dans des lieux où il n'y a point de cheval. »

« M. Coleman a réuſſi à inoculer la vache avec la matière priſe au ſabot du cheval malade des eaux aux jambes. Cette inoculation a produit une ulcère dont la matière portée & appliquée ſur un homme, lui a donné la vaccine. »

La lettre ſuivante de Jenner ſemble confirmer que la matière purulente du cheval produit ſon effet, ſans avoir été tranſmiſe à la vache.

Extrait d'une lettre de Jenner au docteur Decarro à Vienne, inſérée dans les n.os 125 & 126 de la bibliothèque britannique.

« Il y a probablement un période, où cette ſécrétion morbifique du cheval produit un fluide qui a les mêmes propriétés ſpécifiques, que lorſqu'il a paſſé par le corps de la vache; mais le ſiège du mal rend le fluide ſuſceptible de changemens qui doivent néceſſairement être très-rapides, &c. »

Les partiſans de la vaccine publient à l'envi leurs obſervations, avant de les avoir mûries; de ſorte qu'ils ſe contrediſent ſans le vouloir. On lit auſſi dans les n.os 123 & 124 de la bibliothèque britannique, ce qui ſuit: « M. Sacco écrit que le javard eſt très-commun dans les environs de Milan; mais il ne croit pas qu'il ait aucun rapport avec la vaccine, parce que les domeſtiques, qui penſent les chevaux, ne ſont jamais employés dans les laiteries. M. Sacco l'a inoculé à quatre vaches ſans aucun effet. »

Déjà, à Montauban, on croit avoir trouvé la vaccine ſur la vache: aſſurément elle eſt là à ſa place & à ſa convenance. Eh bien, tous les ſavans de l'Europe en ſeront inſtruits.

Mon opinion ſur le cowpox eſt, que cette maladie de la vache ſera bientôt obſervée partout, attendu qu'elle qu'elle lui eſt propre, & que tout ce qu'on nous a raconté là-deſſus, & de particulier au comté de Gloceſter, tient de la fable & de la rêverie. Jenner dit que le cowpox eſt originaire du cheval, Aubert ajoute qu'il eſt endémique en Angleterre; en France on publie déjà que les vaches bretonnes & autres ont la maladie de Gloceſter, & que les valets n'ont pu la leur communiquer, puiſqu'il n'y a point de chevaux dans les laiteries; que d'ailleurs la matière vaccinale purulente & limpide a donné la vraie vaccine : de ſorte qu'on ne ſait à quoi attribuer tant de ſuppoſitions & de faits oppoſés, ſi ce n'eſt à l'enthouſiaſme qui y mêle du faux & du merveilleux, au zèle outré de quelques amateurs qui courent à la célébrité, & à l'eſprit de ſyſtême & de prévention, qui flétrit les ſavans, qui obſcurcit la ſcience, dupe les ſots, & tue les plus téméraires.

Aux premiers eſſais du cowpox en France, j'ai cru voir des philanthropes parmi les gens de bien & de mérite, qui l'ont adopté; aujourd'hui, le docteur le plus grave me paroît faire l'enfant. Il eſt un jeu de colin-maillard à Paris & à Londres, où il ſemble qu'on ſe bouche les oreilles, expreſſément pour ne pas entendre le cri de *gare le pot au noir*, dans lequel pluſieurs ont donné tête baiſſée. Les partiſans de la vaccination emploient tous les moyens pour aller en avant : il eſt aiſé de voir qu'aucun danger ne les effraye. Ils s'amuſent à expliquer & à rendre favorablement le *vrai*, le faux & les accidens de la vaccine, ſelon leur ſyſtême. Un jour ils s'arrêteront peut-être, s'ils ne ſont arrêtés & ébahis, comme le fut ce botaniſte qui, après avoir grimpé au haut des montagnes & long-temps herboriſé dans la plaine, pour enrichir la claſſe des poiſons de quelques plantes qu'il portoit trop ſouvent à la bouche, finit par s'empoiſonner lui-même.

DE LA VACCINE.

Qu'eſt-ce que la vaccine? le ſavez-vous bien? Vous pourriez l'ignorer ſans doute, car ce mot auſſi doux & nouveau, qu'il eſt impropre, vient d'être imaginé expreſſément pour déſigner une maladie à la mode, que des philanthropes veulent tranſmettre à l'homme par l'inſertion du pus de la vache, originaire du cowpox.

La vaccine ne feroit que le cowpox, ſi ſes effets étoient & pouvoient être les mêmes dans les deux genres, ce qui eſt bien différent, comme on peut le vérifier par les ſymptômes des deux maladies. Loin d'être ſurpris de cette diſparité, le phyſicien la trouvera dans l'ordre de la nature & des choſes, en conſidérant que ce qui eſt une maladie propre & eſſentielle à la bête, eſt ſouvent très-oppoſé à notre organiſation; que, dans les différentes eſpèces, ce qui eſt doux & bénin peut devenir malin & pernicieux, & ſe détériorer en ſe multipliant par les mélanges & les mutations. Que peut-il y avoir de commun, par exemple, entre le cuir de la vache & la peau de l'homme? N'eſt-ce pas abuſer des choſes & des mots que de dire journellement, que le cowpox eſt la petite vérole des vaches? Jamais, ſans doute, les vaches n'eurent de petite vérole; cette maladie, particulière à l'homme, eſt une affection de la peau dont le tiſſu muqueux & adipeux, d'ailleurs fort étendu & fait en tout ſens, eſt compoſé de toute ſorte de fibres, ſoit tendineuſes & membraneuſes, ſoit nerveuſes & vaſculaires. Son entrelacement eſt merveilleux & indéfiniſſable, comme il eſt auſſi très-varié & très-oppoſé dans toute eſpèce d'animal. Les tégumens dans l'homme ſont recouverts de l'épiderme, cuticule qui défend la peau; la vache a des poils, la brebis de la laine, &c. « L'irritation du virus vaccinal eſt plus ou moins » viſible, dit le D. Aubert (p. 26.) ſelon la nature » de la peau du ſujet inoculé : lorſque celle-ci eſt fine » & ſatinée, l'aréole eſt plus marquée. »

La ſeule définition qui convienne à la vaccine, celle que je veux lui donner & ſoutenir, d'après ſon caractère & ſes ſignes, contre l'opinion de ſes plus chauds partiſans, la voici: la vaccine eſt une eſpèce de charbon, un véritable charbon artificiel, maladie tranſmiſe à l'homme par l'inſertion du pus émané des tumeurs de la vache affectée du cowpox.

Cette définition va exciter des clameurs, mais qu'importe? il faut qu'elle tienne, & elle tiendra ſans doute, parce que la vérité doit l'emporter tôt ou tard ſur l'enthouſiaſme du moment & ſur le délire ſcientifique. N'a-t-on pas d'ailleurs les moyens de comparaiſon? qu'on liſe tous les traités ſur les charbons. Par l'expoſé que j'en ai déjà fait, en parlant du virus en général, il eſt aiſé de ſentir & d'apprécier les différences qui peuvent ſe trouver dans le charbon pestilentiel, le provençal & la vaccine. Elles ſont relatives à l'eſpèce de contagion, au plus ou moins de bénignité & de malignité, aux qualités délétères ou pernicieuſes des virus, & à l'action des miaſmes plus ou moins malins, contagieux & deſtructeurs.

Les couleurs livide, brune, noire, la dureté & la ſécherèſſe de l'eſcarre de la vaccine, reſſemblent trop aux divers genres de charbon, pour méconnoître ces attributs gangréneux, encore qu'ils ſoient *gris* ou *fauves*, & qu'on compare le brillant des croûtes à des pierres précieuſes, comme le fait Aubert (p. 13.). Quant aux accidens que la vaccination peut provoquer, comme je ne ſuis point à même de la diriger, ni de changer ſa biſarrerie & ſes caprices, je me confie peu aux exemples qu'elle donne par fois de ſa prétendue bénignité, que je nomme inaction. Voyons ſi le lecteur la trouvera biſarre, perſide & dangereuſe.

La deſcription de la tumeur vaccinale, par le D. Aubert, eſt de huit pages in-8.° : elle eſt ſi longue, que je ne puis me décider à la donner en entier. C'eſt d'ailleurs un ordre, un travail, certain arrangement merveilleux, quelque choſe de ſi étonnant, que je crains d'en donner le précis, même avec exactitude, de peur d'être accuſé d'avoir diminué ſa vertu ſpécifique, qui quelquefois, & preſque pour rien, diſparoît comme un éclair. Cette deſcription eſt cependant la plus vraie & la plus exacte, car les autres partiſans de la vaccine, non contens d'avoir fait des eſtampes & des gravures enluminées pour embellir la vaccine, qu'ils ont rendu effrayante même en la flattant, perſiſtent à nommer le bourrelet de la tumeur *un bouton de roſe*, l'eſcarre *une cicatricule*, &c. Ils n'ont garde de parler de charbon; l'éruption puſtuleuſe, qui a ſouvent la forme de petites tumeurs vaccinales, eſt comparée à la p. vérole volante, & c'eſt un très-petit accident de la *petite vérole des vaches ;* l'inflammation & l'éryſipèle, qui s'étendent quelquefois ſur tout le bras, ſont attribués à l'alkali du ſavon que telle bonne & quelques filles induſtrieuſes touchèrent jadis, ainſi qu'à la nudité de ce membre trop expoſé à l'air libre. Il ſera peut-être intéreſſant pour nos dames, de ſavoir que la vaccine eſt aſſez inquiette pour ne s'accorder, ni avec leur ſexe ni avec la mode du jour; elle affecte beaucoup plus le genre féminin que l'eſpèce maſculine, d'après les obſervations publiées par le D. Woodville & autres, & elle corrode plus vivement les membres qui ſont expoſés à l'air libre, que les autres parties du corps couvertes & défendues par les habits.

Il n'eſt pas néceſſaire de rechercher d'où peut dériver cette différence dans la manière d'agir du vaccin & des autres virus, tel que le vénérien, qui attaque de préférence ce que nous avons de plus caché & de plus couvert. Je n'attache pas beaucoup d'importance à des obſervations qui n'ont pas été aſſez mûries, & qu'on a trop multipliées dans la vaccination, ſoit pour donner raiſon de tout & excuſer les accidens ſurvenus, ſoit par conjecture & pour orner un système qui a déjà enfanté mille erreurs.

Après avoir démontré que la vaccine est une maladie, & son bouton une tumeur, le D. Aubert dit qu'elle a un pouce de diamètre, avec profondeur & induration dans les chairs, & inflammation à la peau, formant une aréole (6). Il décrit jour par jour sa marche longue & pénible. C'est le 4e jour de l'insertion que la piquure prend une teinte de rouge clair. On remarque alors le gonflement de l'épiderme, & l'on peut voir que le centre du bouton qui se forme est proéminent. L'accroissement en est rapide pendant le 5e & le 6e jour ; dans cet intervalle la piquure se change en une vésicule dont le sommet est aminci & s'élève en pointe ; la base beaucoup plus large est ordinairement sans couleur. Déjà dans ce période la vésicule renferme de la matière limpide. Le 6e jour, la tumeur a cet aspect qui lui est particulier. Son centre, qui jusques alors avoit été plus élevé que sa base, commence à s'affaisser. Aubert voit dans cette dépression un caractère spécifique de la vaccine, qui subsiste jusqu'à ce que la croûte est entièrement formée. La tumeur augmente pendant le 7e jour, sans un grand changement dans son aspect; son centre continue à être d'un rouge clair, qui s'efface de dessus ses bords & n'en colore que le cercle extérieur. Les progrès & l'accroissement sont beaucoup plus

(6) Le diamètre de la tumeur est au moins d'un pouce, mais Woodville & autre l'indiquent de deux pouces, y compris sa base. J'ai lu aussi deux pouces dans la biblioth. brit.

prononcés pendant le 8e & le 9e jours. La teinte rouge du centre du bouton devient plus foncée approchant du brun ; les bords de la tumeur atteignent leur dernier degré d'accroissement, ils sont d'un blanc grisâtre ; ce blanc terne est quelquefois, dans ce période, la couleur de toute la tumeur, dont le centre est marqué par un point plus enfoncé que le reste, & le bouton n'est rouge qu'à sa circonférence.

Depuis le 9e jusqu'au 11e jour, la tumeur s'agrandit, la matière sécrétée en plus grande quantité soulève les bords, qui deviennent tendus, gonflés, & forment un bourrelet autour du centre qui reste applati. C'est à cette époque, c'est-à-dire depuis le 11e ou 12e jour, que le centre du bouton commence de prendre l'apparence d'une croûte qui, le 14e & le 15e jour de l'insertion, a changé & séché tout le bouton.

Cette croûte d'un brun foncé, devient épaisse en mûrissant ; elle est solide, dure, polie & douce au toucher. Vers la fin de la troisième semaine, elle prend une couleur plus foncée, & elle ressemble à un morceau de bois de mahagoni, qu'on auroit arrondi & brillanté; quelquefois elle est noire, d'autrefois elle conserve une couleur fauve; elle sèche sans suppurer.

Voilà bien du clinquant pour désigner la terminaison d'une tumeur par une escarre grisâtre, brune, noire & fauve, qui est solide & dure. Voyez pag. 9, 10, 11, 12 & suivantes du rapport par Aubert.

Telle est la description du bouton proprement dit, de laquelle je n'ai donné que le précis. Le D. Aubert n'a décrit que la partie de la tumeur qui paroît au-dessus de la peau. « L'effet, dit-il, du virus vaccinal sur le cuir, & plus profondément au-dessous du bouton, est également bien marqué. C'est cet effet qui a engagé M. Woodville à donner le nom de tumeur à l'affection locale, qui le 8e & le 9e jour est d'une circonférence & d'une dureté très prononcées. »

L'induration est une partie essentielle du diagnostic, & elle forme la seconde base du bouton; elle est profonde, car si on ne le reconnoissoit pas au toucher, la cicatrice qu'elle laisse à découvert, après la chûte de la croûte, le découvriroit assez. Cette cicatrice bien marquée, & d'autant plus creusée que l'aréole a été plus petite, montre jusques où le travail de la vaccine s'est étendu. (voyez. p. 16.)

Un fait assez plaisant, & que l'auteur observe (p.18.), c'est que, si l'enfant emporte le bouton en se grattant, les descriptions sont inutiles, & le diagnostic de la maladie est presque nul. Il en résulte donc qu'on ne sait s'il a eu la vraie ou la fausse vaccine.

Quelque brillante que soit la description de la vaccine, dont, selon Aubert (pag. 10.), une loupe ordinaire nous fait appercecoir le commencement du bouton, cette tumeur n'est qu'un charbon artificiel. Ce qu'on trouve de si admirable en elle, on peut le reconnoître dans les divers genres de charbon, sauf que le pestilentiel est plus gangréneux que le provençal, & que l'un & l'autre, quoique parfois bénignes, sont communément plus dangereux que la vaccine.

Le

Le charbon, *anthrax*, eſt une tumeur inflammatoire d'un rouge vif, brûlante & très-douloureuſe, plus ou moins ſaillante, mais ſouvent applatie.

La vaccine a un rouge plus clair ; elle eſt moins brûlante, moins douloureuſe ; mais elle eſt ſaillante, & l'on peut remarquer que ſon centre ne tarde pas à s'applatir.

La baſe du charbon eſt entourée d'un cercle enflammé ou aréole, luiſant, rouge, puis & ſucceſſivement livide, brun, noirâtre ou violet, & chargé quelquefois de phligtènes.

L'aréole rouge clair *de la vaccine prend ſucceſſivement une teinte livide & plus foncée, violette, brune, noirâtre, & préſente la variété des couleurs & le luiſant mentionné, certaine couleur griſâtre ſur les bords ; mais on ſait qu'en ceci le gris ne vaut pas plus que le jaune. Ne décidons pas des couleurs : les phligtènes ſont aſſez familières à l'inflammation éryſipélateuſe, comme à toute eſpèce de charbon.*

La tumeur du charbon eſt ſurmontée d'une puſtule, au bout de laquelle eſt une véſicule rouge, puis brune ou livide; quelquefois il ne repréſente que des puſtules véſiculaires réunies. La groſſeur de la tumeur eſt d'un, de deux pouces de diamètre, & au delà.

Dans la tumeur vaccinale, le bouton a ſa véſicule, puiſque, ſelon Aubert (p. 20.), c'eſt le ſigne auquel il faut s'attacher & ſe repoſer entièrement. Les couleurs ſucceſſives ſont à peu près les mêmes, ſauf la variété.

Le diamètre ordinaire de la tumeur est approchant ; quoiqu'il n'atteigne pas la grosseur du charbon, qu'on a vu de cinq pouces de largeur.

Le sphacèle qui est un des caractères du charbon, s'étend bientôt en largeur & en profondeur.

Cette extension de l'escarre a lieu dans la vaccine, où ce qu'on appelle croûte n'a point le caractère si marquant de putréfaction, que dans les charbons malins. Mais peut-on bonnement nommer croûte, une escarre dont la chûte n'a lieu que le 29ᵉ jour de l'insertion du pus, & qu'on est forcé d'avouer dure comme le cuir & le bois ? Le virus variolique ne produit rien de semblable, & le cautère actuel rien de pire.

Le charbon est une tumeur profonde, grave, essentielle ou symptômatique, dont le caractère est de ne pas suppurer & de se gangrener.

La vaccine est une tumeur profonde, produite par le venin de la bête, plus ou moins corrosif & contagieux, & qui ne suppure pas. Sa fin est une mortification.

Le charbon provençal est une espèce de furoncle qui vient très rapidement, qui noircit vers la pointe, où il se forme une escarre plus ou moins étendue. Il est ordinairement sans fièvre, ce n'est quelquefois qu'une vessie enflammée, ou une sorte de pustule dont la phlogose assez large forme l'aréole. Quelquefois il est accompagné de fièvre plus ou moins aigue, de vomissement, de délire & de convulsions. Quoiqu'il soit incomparablement moins à craindre que le pestilentiel, il ne laiſſe pas cependant d'être dangereux.

Quoique la vaccine ſoit incomparablement moins dangereuſe, attendu que c'eſt un charbon artificiel développé ſans avoir couvé ſous la cendre, il n'eſt pas moins aſſuré qu'elle eſt ſouvent très-dangereuſe, & que ſa pratique peut tôt ou tard être pernicieuſe & funeſte à la ſociété.

Le traitement du charbon provençal eſt auſſi ſimple que celui de la vaccine; la chûte de l'eſcarre eſt ſa terminaiſon, & la marque profonde qu'il laiſſe, reſte ineffaçable, comme dans la vaccine.

Si on compare les caractères du charbon & de la vaccine, que j'ai tracés ſelon les obſervations des praticiens les plus éclairés en médecine & en chirurgie, on verra le rapprochement qu'il y a dans la marche & la terminaiſon de ces deux tumeurs, un caractère plus ou moins gangréneux, quelques variétés dans les couleurs plus claires ou plus foncées, même dureté & même ſécheresse dans l'eſcarre. On a pu obſerver ſans doute quelques points de ſuppuration dans la vaccine, comme on l'obſerve dans le charbon. Toutes ces diſpoſitions familières aux miaſmes putrides, malignes & peſtilentiels, rendent ce rapprochement ſuffiſant pour m'autoriſer à nommer la vaccine *charbon artificiel*, & à la conſidérer comme telle.

Je me ſuis fait à moi-même quatre queſtions, dont la ſolution prouve le rejet néceſſité de la vaccination, rejet qui aura lieu tôt ou tard, malgré ſa ſecte & les aſſociations qui cherchent à la propager dans toute l'Europe, avant qu'elle ſoit même accréditée en Angleterre, où l'inoculation de la petite vérole ſe pratique journellement. N'allez pas croire que j'aille demander aux partiſans de la vaccine, quelle eſt la nature du virus de la vache ? pourquoi & comment il change notre organiſation, &c. ? Ce ſeroit être indiſcret, & ils ne manqueroient pas de me demander pourquoi le virus variolique ne forme pas des eſcarres & des boutons de roſe ? Les quatre queſtions ſont celles-ci :

LA VACCINE EST-ELLE DANGEREUSE ?

EST-IL CONSTANT QU'ELLE OTE A L'HOMME LA SUSCEPTIBILITE DE PRENDRE LA PETITE VEROLE ?

LES INCONVÉNIENS ET LES DANGERS DE LA VACCINE SONT-ILS MOINDRES QUE CEUX DE LA PETITE VÉROLE ARTIFICIELLE ?

LA VACCINE EST-ELLE UNE MALADIE CONTAGIEUSE ?

C'eſt ſans doute ce qu'il eût fallu décider avant d'adopter le ſyſtême vaccinal : encore auroit-il convenu pour conſtater plus ſûrement la ſupériorité de cette opération, de la faire rivaliſer avec l'inoculation ordinaire, qu'on ſemble vouloir au contraire faire oublier. Il n'eſt pas étonnant qu'on ſe laiſſe induire à erreur, vu l'enthousiasme passif des sectaires subalternes, & la facilité que chacun a de parler & d'agir arbitrairement sur une matière systématique, inconnue, incertaine, & qui ne signifie rien (7).

I.re QUESTION.

LA VACCINE EST-ELLE DANGEREUSE ?

Commençons par prendre l'avis motivé du docteur Woodville, partisan sans doute de la vaccine, mais praticien très-éclairé & modéré. Il s'exprime ainsi : « Comme trois ou quatre malades sur cinq cents ont été réellement en danger, & qu'il en est mort un, je suppose que, par la suite, il se trouvât que sur cinq cents inoculés de la vaccine, il en meurt un, assurément je ne voudrois point introduire dans mon hôpital cette nouvelle manière d'inoculer ; car, parmi les cinq cents personnes qui ont été inoculées de la petite vérole dans les derniers temps, il n'en est mort qu'une sur six cents. » Cette opinion, extraite du rapport de Woodville, traduit de l'anglais, semble avoir affecté les partisans de la vaccination, qui en

---

(7) Cette dernière expression ne m'appartient qu'à demi. Dans la bibl. brit. le D. Odier de Genève se plaint de ce que les médecins de Lyon, en s'exprimant ainsi, ont fort mal accueilli la vaccine. Il raconte qu'un de ses confrères, qu'il nomme, est parti pour aller introduire la nouvelle inoculation dans cette ville.

ſont l'analyſe. (Voyez n.os 125 & 126, bibl. brit.) Ils laiſſent enſuite à leurs lecteurs le ſoin d'apprécier la validité du motif donné par le médecin de l'hoſpice de Londres. Sans doute on ſaura l'apprécier, car, en ſuppoſant qu'il ne meure qu'un envacciné ſur cinq cents, laiſſant à l'écart les accidens & les ſouffrances des autres, il faudroit préférer l'inoculation de la petite vérole.

Dans l'analyſe du rapport fait par Woodville, les commentateurs finiſſent par conteſter que ce ſoit ſur cinq cents. Ils prétendent que c'eſt ſur ſix cent dix qu'un envacciné eſt mort. Ils relèvent peut-être une erreur de calcul, car ils n'ont pu mieux obſerver à Genève ce qui ſe paſſoit à Londres, que le médecin de l'hoſpice.

L'expoſition à l'air augmente ou diminue l'effet du virus. Woodville ayant inoculé au bras & à la main, la différence fut très-ſenſible ; la tumeur de la main fut beaucoup plus étendue, d'une couleur beaucoup plus livide, & accompagnée d'une inflammation plus conſidérable que celle du bras.

Les partiſans de la vaccine, en commentant le rapport de ce médecin, expliquent favorablement des ſignes de maladie toujours fâcheux : « Les ſymptômes d'affection générale, diſent-ils, le mal de tête, l'agitation, l'angoiſſe, l'inquiétude, la peſanteur, l'aſſoupiſſement, le dégoût & l'altération, ſont des accidens de fièvre, communs à toutes les maladies fébriles, & qui ne paroiſſent point avoir été plus graves dans la vaccine, qu'ils ne le ſont fréquemment dans la petite vérole inoculée. »

L'engorgement douloureux des aiſſelles, la roideur & les douleurs du bras, de l'épaule, de la nuque, les maux de gorge, les éryſipèles & les rougeurs éryſipélateuſes, plus ou moins livides, n'ont pour cause que l'affection locale, comme ſi le vaccin tranſmis dans le ſang, n'étoit pour rien dans ce déſordre. (8). Les partiſans de la vaccine conviennent cependant, d'après le médecin anglais, que ces ſymptômes ont plus d'intenſité dans la vaccine que dans la petite vérole. Je ne crois pas qu'en confirmant les dangers de la vaccination, on puiſſe afficher pour elle plus d'enthouſiaſme & de partialité.

M. Woodville cite dans ſon rapport les maux de gorge, les vomiſſemens, les ſpaſmes & les convulſions, ſymptômes aſſez fréquens dans la vaccination. A l'appui de ſes obſervations, il remet les tables qu'il a dreſſées, deſquelles il réſulte que, ſur deux cents envaccinés, ſept ont été atteints vivement de délire & de convulſions : & depuis l'impreſſion de ſes tables, un enfant à la mamelle en eſt mort au 11e jour de l'inſertion du vaccin. La diarrhée, les douleurs d'entrailles, les boutons dans la gorge, les maux d'yeux, l'enflure du viſage, les éryſipèles, la toux & le délire ſe ſont auſſi manifeſtés dans la vaccine. Qu'on liſe le rapport de ce médecin partiſan de la vaccine, qui eſt venu la

(8) Voyez le traité par Aubert, ainſi que les n.os 93 & 94 de la bibl. brit. p. 283.

porter à Paris; & qu'on juge ensuite s'il est suspect. (9).

Le premier tableau remis par ce médecin présente 110 envaccinés sur 200, & dans le second 194 sur 310; en tout 291 sur 510 envaccinés qui ont eu une éruption plus ou moins abondante, outre la grande tumeur qui laisse une marque ineffaçable au bras. Je sais qu'on accuse les miasmes varioliques de l'hôpital de Londres : je pourrois opposer aussi les miasmes du cowpox & de la vaccine, dont les médecins anglais avouent la contagion; mais ce seroit inutile, puisque le même résultat a eu lieu à la campagne.

C'est mal à propos qu'on a attribué les pustules vaccinales aux miasmes varioliques, puisque le D. Aubert nous assure (p. 45.) que cette éruption est propre à la vaccine. Il a vu, ainsi que M. Colon, des cas d'une éruption de boutons semblable à celui de la tumeur du bras; ce cas s'est présenté le 8e jour de l'insertion, & il affirme (p. 44.) que quelquefois l'éruption a lieu lorsque l'aréole est très-vive, & qu'alors elle laisse des marques. Il existe des observations isolées, dit-il, sur des boutons qui ont paru de meilleure heure, ayant une forme en tout semblable à peu près à la tumeur de l'inoculation. M. Blanche a fait la même observation. Enfin, après avoir déterminé quelle est leur qualité, & rapporté les exemples des boutons des envaccinés

(9) Rapport sur la vaccine & sur l'inoculation de cette maladie, considérée comme pouvant être substituée à la petite vérole; par W. Woodville, médecin de l'hôpital des inoculés, à Londres

couvrant

couvrant la ſurface du corps, ayant l'apparence de ceux de la petite vérole, le D. Aubert lève tous les doutes ſur leur genre. Voici comme il s'exprime :

« On pourroit donc ſuppoſer que les vaccinés qui ont eu des boutons, les ont eus parce qu'ils avoient pris la petite vérole avant ou après la vaccine. On pourroit croire que ces boutons ont été tout ſimplement produits par la petite vérole, & qu'on ne les a attribués à la vaccine, que parce qu'ils ont paru en même temps qu'elle. Ce ſoupçon eſt fondé ; il ſeroit difficile à combattre, s'il n'exiſtoit pas un fait qui le détruit entièrement ; ce fait, le voici. On a pris ſur quelques-uns de ces inoculés la matière renfermée dans les boutons qui parurent à la ſurface du corps, & cette matière a reproduit, non pas la petite vérole, mais la tumeur vaccinale ; cette même matière ayant été portée hors de la maiſon, c'eſt-à-dire hors d'une atmoſphère chargée de miaſmes varioliques, elle n'a donné que la vaccine ſimple & ſans éruption générale. Cette expérience n'a pas été faite ſeulement dans la maiſon d'inoculation de Londres, elle a été répétée dans les provinces par d'autres médecins. Depuis elle a été faite à Genève, en Hollande, & elle a été ſuivie du même réſultat. Il ſeroit, je crois, inutile de s'arrêter plus long-temps ſur les faits qui prouvent que la vaccine eſt accompagnée quelquefois de boutons à la ſurface du corps : tous les inoculateurs en conviennent actuellement. » (p. 37 & 38.)

Ce médecin dit (p. 55.) « Lorſque la vaccine

accompagnée d'une éruption à la ſurface du corps, la matière que ces boutons renferment, reproduit la vaccine, auſſi bien que celle de la tumeur d'inoculation. »

J'inſiſterai ſur les puſtules, parce qu'elles montrent autant le danger que l'inutilité de la vaccine. Elle ne peut avoir aucun avantage ſur la petite vérole, puiſque c'eſt l'abondance des boutons qui la rend redoutable. Les auteurs de la bibliothèque britannique, frappés de leur nombre, après l'avoir cité comme extraordinaire & comme une circonſtance acceſſoire, accuſent Woodville d'être lui-même un foyer de contagion variolique. C'eſt aſſez mal à propos, puiſque les Drs. Aubert, Colon, Blanche & Woodville ont reconnu que l'éruption puſtuleuſe de la vaccine eſt vaccinale, & non variolique. Dans l'analyſe du rapport de Woodv., ils donnent les trois tables ſuivantes, pour exprimer la non-ſuſceptibilité de boutons dans chaque âge & dans chaque ſexe, que je mets ſous les yeux du lecteur, pour lui en montrer le nombre & le danger.

Extrait de la Bibliothèque britannique, (*n.° 93—94*, *pages 294, 295, 296 & 297*.

« Sur 30 inoculés de 3 à 10 ans, il y en a eu qui n'ont point eu de boutons. Après eux, les petits enfans au-deſſous d'un an en ont été les plus exempts dans la proportion de 41 ſur 68; enſuite ceux de 1 à 2 ans dans la proportion de 10 ſur 19; puis ceux de 2 à 3 ans dans la proportion de 7 ſur 16; & enfin ceux de [illegible]ns & au-deſſus en ont été incomparablement plus affectés que les autres, puisqu'il n'y en a eu que 13 sur 67 qui n'ayent point eu de boutons. En réduisant tous ces rapports en figures décimales, & en ayant égard dans ce calcul à la différence des sexes, on peut exprimer la non-susceptibilité de boutons dans les différens âges, comme il suit : »

	Mâles.	Femelles.	Total.
De 3 à 10 ans. . .	0,769.	0,529.	0,633.
Au-dessous d'un an.	0,600.	0,605.	0,602.
Entre 1 & 2 ans. .	0,500.	0,538.	0,526.
Entre 2 & 3 ans. .	0,375.	0,500.	3,427.
Au-dessous de 10 ans.	0,170.	0,230.	0,194.

« On voit par là que l'avantage n'a pas été en faveur des filles de l'âge de 3 à 10 ans; mais qu'à cela près elles ont suivi presque la même progression que les garçons. Il n'y a aucune époque de la vie où il y ait dans la petite vérole inoculée, un aussi grand nombre d'individus, exempts de boutons, comparativement à ceux qui en ont. Dans l'âge le plus favorable à cet égard, à peine peut-on compter le quart des inoculés qui en soient exempts. »

« En comparant de même les différens âges pour le nombre des boutons, nous trouvons que, sur 57 garçons qui ont eu des boutons, 20 en ont eu moins de dix; 22 entre dix & cent, & quinze entre cent & mille; & de ces 15 derniers, 6 avoient moins de 3 ans, & 9 plus de 10. Sur 53 filles qui ont été dans le même cas, 19 en ont eu moins de dix, 20 de dix à cent, & 14 de cent à mille. Sur ces 14, quatre avoient moins de trois ans, 2 entre 3 & 10, & 8 plus de 10 ans. En voici le tableau. »

	D'un à 10 boutons.		De 10 à 100 boutons.		De 100 à 1000.	
	Mâl.	Fem.	Mâl.	Fem.	M.	F
Au-dessous de 3 ans.	7.	10.	7.	11.	6.	4.
De 3 à 10 ans. . .	2.	5.	1.	1.	0.	2.
Au-dessus de 10 ans.	11.	4.	14.	8.	9.	8.
Total. . . .	20.	19.	22.	20.	15.	14.
	39.		42.		29.	

« Il résulte encore de là, relativement au sexe, que les filles au-dessus de 3 ans ont eu un peu plus de boutons que les garçons; & relativement à l'âge, que celui auquel les uns & les autres en ont eu le moins, a été de 3 à 10 ans, & celui auquel ils en ont eu le plus, au dessus de l'âge de 10 ans. Cette dernière différence peut être exprimée en décimales par les nombres ,222 pour les trois premières années de la vie, 0,181 pour les sept suivantes, & 0,314 pour les années au-dessus. »

« Quoique le nombre des boutons ait été généralement plus considérable, lorsque la fièvre éruptive a duré plus long-temps, cependant il ne lui a pas été exactement proportionné. Car, comme nous l'avons vu, ſur 52 inoculés qui n'ont point eu de fièvre, il n'y en a eu que 43 qui n'aient point eu de boutons. L'un des 9 autres en a eu trois cents. C'eſt ce qu'on ne voit jamais dans la petite vérole inoculée, où l'éruption, ſi elle a lieu, eſt conſtamment précédée de fièvre. D'un autre côté, ſur 89 inoculés qui n'ont point eu de boutons, il en eſt qui ont eu juſqu'à 4 & 5 jours de fièvre. Voici le tableau des rapports qu'il y a eu entre les jours de fièvre & le nombre des boutons. »

	Point de bout.	1-9	10-99	100-1000	Total.
Point de fièvre,	43	8	—	1	52
1 jour. . . .	18	8	6	1	33
2	16	11	7	2	36
3	5	5	14	6	30
4	4	6	9	8	27
5	3	1	4	3	11
6	—	—	1	5	6
7	—	—	1	2	3
8	—	—	—	1	1
Total. . .	89	39	42	29	199

Selon Woodville, il y dans le choix de la matière vaccinale un danger qui n'eut jamais de réalité pour la matière variolique. La matière priſe d'un malade qui n'avoit eu ni fièvre ni éruption, a toujours donné une maladie plus bénigne que celle que cauſoit le pus pris sur un malade affecté d'une manière plus grave. C'est ce qu'on peut voir en examinant avec attention les tables qu'il en a fournies.

Les auteurs de l'analyse de l'ouvrage de ce médecin, sentant l'importance de cette observation contre le vaccin, rendent tout à la fois hommage au virus variolique, & contestent le rapport de bénignité & de malignité déja observé entre la maladie de celui qui a donné le virus, & la vaccine de celui qui l'a reçu. Voici quelques unes de leurs réflexions (p.298 & 300.).

« On sait que dans la petite vérole inoculée, le choix du virus est tout-à-fait indifférent; que le pus d'une petite vérole confluente ne produit pas une maladie plus grave que celui d'une petite vérole très-bénigne, & réciproquement qu'une petite vérole confluente & très mauvaise, doit souvent son origine à un virus pris d'un malade très-légèrement affecté. Il seroit fort extraordinaire qu'il en fût autrement de la vaccine. »

Pour réfuter ce rapport de bénignité & de malignité contre Woodville, les auteurs de l'analyse nous font les aveux suivans, qui sont précieux de leur part, & qui appuyent notre opinion, à cause du nombre de jours de fièvre & de l'abondance des pustules vaccinales, alors même qu'ils détruiroient le rapport réciproque de bénignité & de malignité, entre la maladie de celui qui donne & de celui qui reçoit le virus. Les auteurs ont été curieux de vérifier cette assertion; ils ont dressé une table à la suite de celle de Woodville, après laquelle ils disent : (p. 300.)

« On voit clairement que l'opinion de Woodville est mal fondée, & qu'il n'y a eu aucun rapport constant de bénignité entre la maladie de celui qui donnoit le virus, & la maladie de celui qui le recevoit, ni relativement à la fièvre, ni relativement aux boutons, puisque le virus pris dans son plus grand degré de bénignité & sur un malade qui n'avoit ni fièvre, ni boutons, a pourtant produit 28 jours de fièvre, & 241 boutons répartis entre 15 inoculés (*envaccinés*), tandis que, pris sur un malade qui avoit eu 8 jours de fièvre & 1000 boutons, il n'a produit que 21 jours de fièvre & 498 boutons entre 12 inoculés (*envaccinés*)', & puisque dans tous les degrés intermédiaires on remarque la même inégalité. »

« Il en est de même d'une autre assertion de l'auteur; c'est que le pus pris sur les boutons, produit constamment une maladie plus grave que si on le prenoit au bras. Cette assertion est erronée; car une personne inoculée avec le pus des boutons d'un malade qui avoit eu 6 jours de fièvre & 530 boutons, n'eut qu'un jour de fièvre & point de boutons; une autre, inoculée des boutons d'un malade qui avoit eu 2 jours de fièvre & 1000 boutons, n'eut ni fièvre ni boutons. Il est vrai que sur 17 personnes inoculées de cette manière, nous en trouvons 16 qui ont eu de la fièvre, & 14 qui ont eu des boutons; & le D. Woodville affirme à cette occasion, d'après des observations postérieures, que sur 62 personnes inoculées avec le pus d'un bouton,

57 eurent une éruption; & que ceux qui reçurent enſuite la maladie de ces 57 malades, eurent auſſi des boutons dans la même proportion.

Ne perdons pas de vue l'opinion de ces partiſans de la vaccine, qui diſent que le choix du virus de la p. v. eſt indifférent; car cet aveu confirme ſa bénignité par le fait propre de l'inoculation, comme je l'ai déjà obſervé.

Le D. Decarro paroiſſoit s'étonner de l'abondance des puſtules que les perſonnes inoculées à l'hoſpice de Londres de la vache de M. Coleman, eurent à ſupporter; la première en eut 300, la ſeconde 105, & la troiſième 350. C'eſt bien plus étonnant de voir ſouvent dans les tables le nombre de 1000 boutons ſur le même individu & ſous la ſorme abrégée des merveilles vaccinales. Sans doute, la vaccine eſt ſouvent bénigne, le charbon l'eſt quelquefois. Cette éruption ainſi confluente eſt pire que la variolique naturelle dans les cas ordinaires, & ne peut être comparée à la p. v. artificielle, qui ne montra jamais rien de pareil, de ſi effrayant & de ſi dangereux.

La matière vaccinale n'eſt pas auſſi dure que la tumeur, mais elle eſt auſſi sèche. En liſant le nouveau ſyſtême, je crois rêver. Qu'on ſe rappelle *le conte de ma mère l'oye:* en voici un très-nouveau, qui intéreſſe la ſanté des blanchiſſeuſes de Blagnac.

« L'habitude d'avoir les bras découverts pendant toutes les ſaiſons, & l'uſage fréquent d'un ſavon fort alkaliſé, rendent la peau dure, rouge & brillante; quand le bras

bras de la perſonne qu'on inocule, a cet aſpect, on doit s'attendre à l'inflammation. » (Aubert, p. 47.)

Cette inflammation eſt auſſi l'effet de toute irritation, de la moindre égratignure, de la piquure d'un inſtrument avec lequel on entame la peau, ſelon Jenner, Aubert, &c. Telle eſt l'origine indiquée des éryſipèles, qui s'étendent quelquefois ſur tout le bras, au-deſſus & au-deſſous de la tumeur, occaſionnant la douleur, la roideur du membre, la fièvre, &c. Cette irritation fort étendue, réagit ſur la conſtitution. Les mouvemens & les accès de fièvre, qui proviennent, ſelon Aubert, d'un degré d'intenſité de l'affection locale, ſont différens de la fièvre conſtitutionnelle, quoique ſouvent plus violens qu'elle-même. Le venin introduit dans le ſang, n'eſt compté pour rien dans ce déſordre. On n'a pas réfléchi que ſi les jeunes filles ne peuvent blanchir leurs fichus ſans être mordues ſi vivement par le vaccin, qui n'épargne ni leurs bras retrouſſés, ni leurs mains potelées, elles ſauront, ainſi que les élégantes, rejeter cette virulente matière, à moins qu'elles n'obtiennent de quelques négocians de Marſeille, qui prennent intérêt à la vaccine, un procédé nouveau de ſavon ſans alkali. Juſqu'à préſent on a inoculé pour diminuer les ſouffrances & conſerver la beauté, mais non pour la bleſſer auſſi vivement.

Le fait authentique, rapporté & publié par le D. Vaume, fait que j'ai déjà cité, page 16, établit ſeul & confirme les dangers de la vaccine. Le voici :

« Le 18 pluviôſe dernier, le C.en Goupy, banquier,

demeurant à Paris, rue Thevenot, n.° 63, à la sollicitation de quelques amis qui lui assuroient que la vaccine étoit sans danger, accepta l'offre faite par le C.en Colon d'envacciner ses deux filles, dont une âgée de cinq ans & l'autre de deux ans environ. L'aînée fut envaccinée la première, & l'on se servit de la matière de sa vaccine pour envacciner la cadette. On représenta, dit le D. Vaume, au vaccinateur que cet enfant avoit une humeur de gourme à la tête; elle étoit d'ailleurs bien portante, même vigoureuse. L'opération fut donc faite, & le 22 la vaccine fit son effet ordinaire; le 24, l'inflammation des boutons vaccins ayant augmenté, il survint une forte fièvre qui, le lendemain, fut suivie d'une éruption considérable de gros boutons, particulièrement sur la tête, la face & le col. Ces boutons avoient absolument la même figure que les boutons de la vaccine survenus aux piquures. Les symptômes allèrent toujours en augmentant jusqu'au 30 pluviôse; plusieurs vaccinateurs furent appelés pour donner leur avis; les vésicatoires furent appliqués à deux reprises. Vers le 1er ventôse, le délire fut accompagné de convulsions, & l'enfant mourut le 3 ventôse, tous les boutons ayant conservé leur même grosseur. » C'est du père de l'enfant, homme honnête & véridique, que le D. Vaume tient le récit de ce cruel événement. En faudroit-il de plus fâcheux pour nous éclairer & pour nous faire renoncer à une tentative systématique & téméraire? non, car considérant la vaccine comme un véritable charbon, il ne me faut ſur elle aucun autre renſeignement pour la rejeter & la déclarer dangereuſe. Les accidens qui ſe multiplient, & l'opinion la plus unanime, ne tarderont pas à le juſtifier.

II.e QUESTION.

Est-il constant que la Vaccine ôte a l'homme la susceptibilité de prendre la petite vérole ?

Un ſeul fait décideroit la négative, & les partiſans même de la vaccine nous en fourniſſent pluſieurs ſans le vouloir.

Jenner prétend que c'eſt le 5e ou le 6e jour que l'action de la vaccine a lieu ſur l'habitude du corps. Aubert a vu des inoculés ſur qui certains ſymptômes bien caractériſés, tels qu'une éruption, prouvoient que, dans ce période, le virus vaccin avoit été abſorbé & avoit agi ſur le ſyſtême général. Mais chez d'autres, ce n'a été qu'au 8e ou 9e jour (p. 28.). C'eſt depuis le 9e jour juſqu'au 12e, que le centre du bouton commence à ſécher, & prend l'apparence d'une croûte. Ainſi toutes les petites véroles ſurvenues aux envaccinés après le 6e jour, prouvent bien la *ſuſceptibilité* après la vaccine : point du tout, on conteſte même les varioles ſurvenues le 13e, le 14e & le 15e jour.

Lorſqu'on a inoculé, dit encore Aubert (p.83.), avec le venin variolique, les individus qui avoient eu la vaccine, l'inoculation a produit, dans quelques cas aſſez rares, un bouton de petite vérole à la place même où le virus avoit été inſéré.

Le même médecin cite (page 84) un de ces faits : « Trois enfans de M. Schiels, ayant eu la vaccine un an auparavant, furent expoſés aux miaſmes varioliques à l'hôpital de Londres. Sur deux de ces enfans, l'inoculation ne produiſit qu'une rougeur éphémère; chez le troiſième, il ſe développa à la place de l'inoculation, un bouton abſolument ſemblable, dit-il, aux boutons de petite vérole. Il ſuppura, forma une croûte, & la matière qu'on en retira, avec laquelle on inocula, donna une petite vérole parfaitement caractériſée. » Ce fait s'eſt paſſé dans la maiſon d'inoculation, ſous les yeux de pluſieurs inoculateurs anglais.

Le D. Aubert ajoute que ces médecins n'ont vu dans ce bouton qu'une affection locale qui auroit pu également ſe developper, ſi cet enfant avoit eu la petite vérole, au lieu de la vaccine. Il réſulte de cette contrépreuve que, ſur trois enfans, un ſeul eut la petite vérole après la vaccine. Aubert voudroit établir qu'il n'y a qu'affection locale dans ce bouton, & faire affecter le ſyſtême général par l'effet pur & ſimple de cette irritation locale; cela n'eſt pas poſſible. Il convient ailleurs qu'un ſeul bouton caractériſe la petite vérole; & puis il a vu ce bouton accompagné, dans les contrépreuves citées, de tous les ſymptômes, tels que nauſées, vomiſſement, mal de tête, fièvre, & la régularité de l'éruption au période fixe. Que veut-on donc ? examinons la table de Camper, où nous ne trouvons parfois qu'un ſeul bouton dans la petite vérole artificielle.

Il eſt reconnu par Jenner, Woodville, Wacſel, Pearſon, Aubert, &c. que c'eſt du 6e au 7e jour que la tumeur vaccinale prend cet aſpect qui lui eſt particulier & qui la caractériſe ſi bien, & que la dépreſſion qui ſe forme dans ſon centre par l'affaiſſement, eſt à cette époque un caractère ſpécifique ; que cette dépreſſion ſubſiſte juſqu'à ce que la croûte (l'eſcarre) eſt entièrement formée, & que le bouton commence à ſe ſécher du 11e au 12e jour. Néanmoins, lorſqu'on leur cite de petites-véroles ſurvenues le 9e, 10e, 11e, 12e, 13e, 14e & 15e jour de la vaccine, ils prétendent qu'à ces époques *le virus n'avoit pas agi encore ſur le ſyſtême général, que l'infection variolique étoit antérieure au ſublime travail ſpécifique, qui change* (ſuivant leur ſyſtême particulier) *la conſtitution du ſujet envacciné.* Ainſi ils ſont continuellement en oppoſition & en contradiction avec eux-mêmes, ce qui arrive toutes les fois qu'on a commencé par raiſonner ſur des faits & des principes faux. Si on les pouſſe trop vivement, ils s'accrochent à la vaccine bâtarde, à celle qu'on ſuppoſe au ſujet envacciné, qui déjà auroit eu la petite vérole. On accuſe même le fil qui a ſervi à l'inſertion, & l'on nous raconte cela ſérieuſement dans la bibliothèque britannique, p. 203. n.° 123-124 :

« Note (2). Les médecins de Reims ont obſervé

que l'inoculation avec le fil avoit ſouvent produit entre leurs mains une vaccine bâtarde. J'ai eu connoiſſance d'un accident ſemblable arrivé au docteur Scaſſi de Gênes. Il avoit vacciné un enfant avec un fil très-bien choiſi, que je lui avois envoyé d'ici. Cet enfant n'eut qu'une vaccine équivoque, pareille à celle que décrit M. Sacco, & qui ne le préſerva point de la petite vérole, qu'il a eue depuis fort heureuſe par l'inoculation. Le D. Decarro de Vienne a auſſi reconnu que pluſieurs de ſes premières vaccinations avec le fil, qu'il avoit trop légérement regardées comme bonnes, étoient dans le même cas. On ne ſauroit trop inſiſter ſur la néceſſité d'avoir vu fréquemment la vraie vaccine, pour pouvoir la diſtinguer de la vaccine bâtarde. »

La vaccine eſt, ſelon eux, aſſez capricieuſe pour agir ſur les ſujets déjà envaccinés, l'inoculât-on cent fois, mais elle ne produit ſa tumeur & n'opére ſes merveilles que ſur ceux qui n'ont point eu un ſeul grain de petite vérole. De ſorte que, par un aveuglement & une prévention familière aux zélateurs de ſyſtêmes, ils appuyent leur théorie des expériences, qui ſe rencontrent analogues & conformes à leurs vœux, & ils rejettent, ſous de vains prétextes, toutes celles qui la contrarient. Aubert l'invoque aſſez mal à propos, cette expérience, en diſant (p. 80.) tout ce qu'il faut pour faire rejeter le ſyſtême vaccinal.

« La vaccine eſt un fait bien plus extraordinaire que celui de l'inoculation de la petite vérole; elle cadre bien moins encore avec nos préjugés & nos connoiſſances. Comment nous perſuaderons - nous qu'une puſtule née ſur le pis de la vache, puiſſe, en ſe reproduiſant ſur l'homme, l'empêcher de prendre la petite vérole ? quelle analogie y a-t-il entre ces phénomènes ? quelle ſuite de raiſonnemens, quelle théorie appuiera un fait auſſi nouveau, auſſi étrange ? Il n'y a point de théorie, il faut l'avouer, qui juſtifie la choſe devant le tribunal de notre raiſon ; mais l'expérience entaſſe les preuves, & notre incrédulité, quelque fondée qu'elle ſoit, eſt forcée de céder. »

On a déjà prouvé par des faits authentiques, auxquels j'en ajoute de nouveaux, qu'on en appelle ſouvent à une fauſſe expérience, d'après laquelle chacun ſe dirige ſuivant ſes idées. Il me ſeroit difficile de fournir à mes lecteurs une table contenant les noms de tous les envaccinés qui ont eu la petite vérole avant la vaccine & après la vaccination : il faudroit avoir un bureau d'adreſſe & de correſpondance pour recueillir des faits auſſi nombreux. S'il en exiſte, ce n'eſt que pour propager & accréditer le ſyſtême du jour. Déjà les accidens ſurvenus & indiqués au comité de vaccination, ſont oubliés : je n'en citerai que deux très-authentiques & concluans contre la prétendue vertu ſpécifique de la vaccine, qui ôte à l'homme la ſuſceptibilité (10) de prendre la petite vérole,

(10) J'emploie cette nouvelle expreſſion des partiſans de la vaccine, qui diſent *ſuſceptibilité* & *non-ſuſceptibilité* pour exprimer dans l'homme une qualité paſſive ou négative.

& j'en ajouterai deux autres, qui ne ſont pas équivoques. Chaque obſervateur en trouvera bientôt partout ; & quand l'enthouſiaſme ſera paſſé, on n'en parlera plus ni en Pruſſe ni dans les journaux.

Le D. Dufay, profeſſeur de l'école de médecine de Paris, a publié le 1.er floréal an 9, dans les journaux, l'obſervation qui ſuit :

« L'enfant du C.en Cronier, perruquier, demeurant à Paris, rue Honoré, n.° 194, près celle de l'Arbre ſec, fut envacciné le 20 pluviôſe an 9. L'éruption ſe fit dans l'ordre ordinaire. Les boutons étoient ſi beaux, qu'on imbiba des morceaux de fil de la liqueur qu'ils contenoient ; ils furent encadrés & envoyés dans les départemens. Le 11e jour les boutons s'affaiſsèrent, il ſurvint des vomiſſemens bilieux, & enfin la fièvre qui dura quarante-huit heures. On adminiſtra l'ipécacuanha & deux onces de manne à un jour d'intervalle, & l'enfant ſe porta bien juſqu'au 18 germinal dernier, époque à laquelle il ſurvint le hoquet, des nauſées, le vomiſſement, & enfin tous les ſymptômes qui précèdent l'éruption variolique, laquelle ſe fit le 20, 1.° à la tête, 2.° à la vulve, enfin ſur toutes les parties du corps. »

Ce medecin s'amuſe, à la ſuite de cette obſervation, à faire au comité médical, & pour ſa propre inſtruction, dit-il, des queſtions indiſcrètes ſur la nature du virus vaccin, du variolique, &c. &c. Le 2 floréal il reçoit par la même voie, non la réponſe à ſes queſtions, qu'il attendra long-temps, mais la note

note ſuivante d'un médecin, partiſan de la vaccine, ſur l'obſervation *Cronier.*

« L'éruption que le D. Dufay nomme variolique, ſurvenue, d'après ſon rapport, le 20 germinal, a commencé le 15, c'eſt-à-dire 45 jours après la vaccination; & ce n'eſt que le 18e, c'eſt-à-dire 3 jours après l'éruption, que des nauſées, des vomiſſemens, le mal de tête & la conſtipation ont eu lieu, ce qui annonce une marche inverſe de la petite vérole, dans laquelle la fièvre précède l'éruption. J'affirme que l'enfant dans les premiers jours de cette éruption, a toujours été à l'école, & ne garda la maiſon que parce qu'on lui reprocha d'avoir la galle. J'ajoute que le 7e jour de l'éruption, & le 4e de la fièvre, la deſſication étoit à peu près complette. »

Voilà comment les partiſans de la vaccine tournent tout à ſon avantage. Qui ignore que ſouvent la p. v. après l'éruption, ne gêne pas aſſez les enfans, quand elle eſt bénigne, pour les empêcher de ſortir, & qu'après la vaccination de l'enfant Cronier, la p. v. a pu avoir quelque aſpect de l'éruption de la galle, qu'on a rencontré quelquefois dans la pratique, & qui, dans l'inoculation, a fait croire aux parens des enfans qu'on leur avoit inoculé la galle. Jamais on ne prouva mieux que la vaccine n'ôte pas à l'homme la ſuſceptibilité de prendre la p. vérole. En voici d'autres preuves.

Le D. Vaume, pour prouver que la vaccine n'ôte pas à l'homme cette diſpoſition a cité le nommé Blondeau, chez qui l'inſertion du vaccin avoir le mieux

P

réussi, puisque, pour exemple de la beauté de sa vaccine, on eut la précaution ou la fatuité de faire graver la figure des boutons qui en résultèrent, & de faire peindre les pourtours en couleur de rose. Trois mois après, Blondeau fut inoculé de la petite vérole, avec deux autres, pour faire la contrépreuve admise par le comité : il eut des boutons varioleux, bien caractérisés, avec fièvre le 8e jour, &c. Pour ne laisser aucun doute sur la nature de cette petite vérole, le comité fit prendre de la matière purulente de Blondeau: on en inocula deux enfans, dont un, nommé Charles Lavalette, eut une petite vérole des plus complettes, avec cent boutons ou environ ; on inocula encore de cette nouvelle matière de Lavalette, son frère de lait, qui de même prit la petite vérole, ce qui confirma la preuve que Blondeau avoit bien réellement pris la petite vérole, après sa vaccination. Le tout, dit le médecin Vaume, est consigné dans les verbaux du comité.

Voici deux contrépreuves aussi désagréables qu'involontaires, qui ne laissent aucun doute sur la susceptibilité des envaccinés à prendre la p. v. épidémique:

Depuis quelques mois la p. v. fait des ravages à Castelnau d'Estretefonts, sur la route de Toulouse à Montauban. Le C.en Rey, maire du lieu, pour mettre sa fille à l'abri de la contagion variolique, la fit envacciner par son oncle, officier de santé à Toulouse. L'enfant eut la vraie vaccine, & la p. v. survint après le 9e jour de l'opération.

Un de mes amis m'a fourni le détail de la maladie de cet enfant, par une lettre qui eſt en mon pouvoir; comme elle ne déſignoit pas le jour de l'apparition de la p. vérole, je pris des informations avec les parens, qui me confirmèrent le fait tel qu'il eſt rapporté.

La même lettre annonce que le fils du C.en Chambonneau, qui avoit ſuivi l'exemple du C.en Rey, avoit eu la petite vérole après l'opération & le travail de la vaccine, ſans indiquer combien de temps après la vaccination. Je tranſmets les faits tels qu'ils ſont. On auroit beau conteſter que le 9e jour, la vaccine de M.lle Rey n'avoit pas fini ſon ouvrage. Nous devons nous en référer à l'aſſertion de Jenner & autres, qui ne lui accordent qu'un jour, qu'une heure, qu'un moment, & toujours juſqu'au 6e ou 7e jour que Jenner fixe excluſivement, & que j'admets inclus, ſans inconvénient, pour vuider toute conteſtation & tout doute. Enfin le travail ſpécifique eſt fini avant la deſſication ſans doute, & la croûte du bouton de la tumeur eſt dans ſa deſſication le 11e jour. En général, on s'attache à affoiblir la lumière que les obſervations peuvent jeter ſur une matière obſcure, comme on l'a fait à l'égard de celles de Woodville, qui ſont nombreuſes. On eût voulu, par la réponſe citée, faire des modifications ſur celle de Cronier, mais tout cela ne change rien à la force du miaſme variolique, qui ſaura ſe moquer de tout décret à intervenir, de la part du comité médical de vaccination, ſur la *non-ſuſceptibilité conſtante & permanente* vainement attribuée aux envaccinés de la vraie vaccine.

Si les auteurs du syſtême euſſent pu établir la neutraliſation du virus variolique par le pus de la vache, il eût été ſingulièrement amélioré. Il a fallu renoncer à cette chimère haſardée, d'après les expériences faites par Woodville & Wacſel, confirmées par Aubert qui déclare (p. 39 & 40 de ſon traité) avoir vu inoculer ſur le même ſujet les deux virus, dont l'un a formé ſa tumeur, & l'autre ſon bouton. La matière de la tumeur & celle du bouton variolique ont produit, la première la vaccine, & l'autre la petite vérole confluente. Chacun a conduit reſpectivement ſa maladie à ſa fin, ſelon ſa marche & ſon caractère ordinaires, agiſſant ſimultanément dans le même individu. Cette prétendue vertu vaccinale eſt inconcevable : il n'y a que l'expérience qui puiſſe la faire adopter, & celle-ci la trahit; il faut un demi ſiècle pour la fixer. Elle n'eſt pas moins inconſéquente, car ſi les deux virus vont ſi bien d'accord, logeant & voyageant enſemble, il ſera difficile aux diſciples de Jenner de les diviſer & de les brouiller, à ce point de forcer le plus ancien de ſortir pour toujours du territoire français & de diſparoître même de l'Europe, ou de faire tuer, de deſſein prémédité, le plus fort par le plus foible, quand ils ſeront ſéparés.

Il ſeroit déplacé de conteſter que la vaccination puiſſe produire momentanément, & pour un temps donné, toujours indéfini, les effets qu'on lui attribue. L'expérience ſemble le confirmer en général, & c'eſt vraiſemblablement ce qui a provoqué cette agréable illusion dans l'esprit de tant de savans & de personnes dignes de l'estime publique, qui se sont emparés de la découverte de Jenner, aussi inextricable & plus dangereuse que celle de Mesmer, sans avoir bien calculé l'impossibilité de fournir la garantie qu'ils donnent avec une assurance peu réfléchie, impossibilité qui dérive de la nature même d'un objet systématique & conjectural.

Je crois certainement que plusieurs envaccinés & le plus grand nombre est à même d'éviter la contagion variolique, pendant quelque temps, par les conséquences résultant des épreuves déjà faites par les auteurs de la vaccine; mais je pense aussi qu'il est impossible aux partisans de cette opération de garantir avec sagesse l'éternelle vertu qu'on lui suppose. Il est raisonnable de révoquer en doute cette assertion gratuite de la non-susceptibilité pour la vie, si l'on considère les changemens que la nature opère en nous à différentes époques & à certains âges, tels que celui de la dentition, de la puberté; aux temps de l'apparition & de la cessation des crises naturelles & périodiques, &c.; changemens qui influent sur nos goûts, sur nos habitudes, & qui sont plus réels & plus conséquens que celui que le D. Aubert & autres partisans de la vaccine supposent être opérés par elle sur le systême général du corps de l'envacciné. On ne peut encore, selon la question faite par le D. Dufay, prévoir si, à ces époques que nous venons de préciser, il ne nous surviendra point de maladies inconnues.

En admettant donc, ſi l'on veut, que *la vaccine ôte à l'homme*, dans certains individus & dans pluſieurs cas, pour un temps limité ou dont nous ne connoiſſons pas l'étendue, *la ſuſceptibilité de prendre la petite vérole*, tout avantage diſparoît, ſi la vertu ſpécifique ne l'en délivre pour la vie; au contraire, elle lui devient plus préjudiciable, ſi elle a été l'origine & la ſource d'une fauſſe ſécurité, qui peut être ſuivie d'accidens incalculables. A cet égard, la vaccine ne mérite pas plus d'honneurs, & n'a pas, en ſon eſpèce, de plus grands avantages que la peſte, qui jouit de pareils attributs. La non-ſuſceptiblilité des gens intrépides, des goutteux, des phthiſiques, des perſonnes d'une complexion maigre n'eſt pas moins ſurprenante à l'égard de cette cruelle contagion, que celle des envaccinés concernant la petite vérole. La peſte, à ſon tour, n'épargne pas plus les gens timides & les plus robuſtes, que la petite vérole n'a épargné juſqu'ici ceux qui ont eu la maladreſſe de ſe donner la fauſſe vaccine, en contractant volontairement une maladie, ſans la connoître.

J'ai déjà fait l'énumération de pluſieurs maladies dont l'homme eſt ſouvent délivré, pour un temps qui n'eſt pas fixe, par d'autres affections maladives, plus ou moins graves; phénomène qui n'eſt pas moins digne d'attention que celui que produiroit la vaccine, & qui réduit à peu de choſe le merveilleux dont on a voulu l'embellir. Bientôt on verra s'écrouler cet échafaudage imaginaire, qui n'eſt étayé que ſur des illuſions & des conjectures plus propres à flatter qu'à convaincre.

Maintenant considérons & ne perdons pas de vue que sur cent inoculés, il y en a constammenr cinq qui ne sont pas susceptibles de prendre la petite vérole, selon les tables, les calculs & le témoignage de Dimsdale, Camper & autres célèbres inoculateurs. Ainsi sur cent envaccinés, il y en a déjà cinq en qui il faut reconnoître la non-susceptibilité naturelle, limitée ou non, indépendante du sublime travail de la vaccine. Je dis limitée, car il y a deux ans que j'inoculai un enfant aux deux bras, avec un virus frais & actif, qui fut sans effet, même à l'endroit de l'insertion. Six mois après, une seule insertion à un bras, pratiquée sous l'épiderme comme la moitié du point que j'ai déjà désigné (p. 62.), donna une petite vérole très-bénigne. Nous savons tous que de tendres mères, allaitant des enfans variolés couverts de croûtes, n'ont jamais pu prendre la p. v. qu'elles redoutoient; qn'il y a dans la société des personnes qui se plaignent de n'avoir pas contracté la maladie dans leur jeunesse, ayant à la craindre toute la vie. Si le libertin a affronté impunément la débauche vénérienne sans en être infecté, j'ai vu aussi des cas où, sans aucun signe apparent de maladie, il la propageoit sans s'en douter. Personne n'ignore que bien des gens n'ont pu jamais contracter la galle en s'exposant à cette contagion, tandis que les mêmes & d'autres en ont été atteints, sans s'y être exposés d'une certaine manière. Toutes ces réflexions me confirment que la contrépreuve des partisans de la vaccine ne vaut pas une semi-preuve, & qu'il faudroit un nombre d'années ſuffiſant pour lever les doutes ſur la vertu ſpécifique & durable de la vaccine, ſi l'expérience n'avoit déjà prouvé qu'il n'eſt pas conſtant qu'elle ôte à l'homme la ſuſceptibilité de prendre la petite vérole. Je n'ai pas ajouté pour la vie, parce que c'eſt une condition, ſans laquelle elle devroit être rejetée ſans autre examen.

III.e QUESTION.

LES INCONVÉNIENS ET LES DANGERS DE LA VACCINE SONT-ILS MOINDRES QUE CEUX DE LA PETITE VÉROLE ARTIFICIELLE ?

En prouvant que la vaccine eſt dangereuſe, & que la petite vérole inoculée ne l'eſt pas, j'ai déjà donné la ſolution de cette troiſième queſtion. Il ne reſtera aucune incertitude, ſi l'on compare le nombre & la qualité des boutons varioliques, ſi l'on a égard à leur caractère, à leur forme, à leur groſſeur, à l'avortement des puſtules vaccinales qui ſe deſſèchent, & à la qualité ſuppurative des boutons varioleux. 1.° Trois ſortes d'éruption menacent la vaccine, ſavoir, *l'ortiée*, *la ſcarlatine*, *la puſtuleuſe*. 2.° Une quatrième eſpèce d'éruption ſemblable à la petite vérole volante, obſervée par Aubert, Odier, Woodville, ſous la forme de petits boutons véſiculaires, qui ſurviennent lorſque l'aréole eſt très-vive, & quelqueſois auſſi après le deſſèchement de la tumeur vaccinale. 3.° une fièvre eſſentielle, ſelon Pearſon, à la vertu ſpécifique vaccinale, l'accidentelle l'accidentelle qui eſt plus ou moins irrégulière, & les divers ſymptômes *eſſentiels, concomitans & accidentels.* 4.° L'affaiſſement, la rentrée & le grand nombre de puſtules contagieuſes, plus analogues aux effets de la malignité & des venins en général, & à de petits *charbons* en miniature, qu'à une maladie éruptive, proprement dite. 5.° Le caractère charbonneux de la tumeur vaccinale, fondé ſur ſon refus à ſuppurer, & ſa terminaiſon par l'eſcarre, qui n'eſt pas plus merveilleuſe que celle du charbon, ainſi que ſur le rapprochement des ſymptômes des deux maladies dont j'ai fait la comparaiſon (p. 85.). 6.° Le rapport des ſymptômes produits par l'action du vaccin & de certains venins qu'on peut comparer, tels que celui de la moule, poiſſon qui tantôt nourrit, tantôt empoiſonne, ſelon l'eſpèce ou la qualité, & qui cauſe une maladie dans laquelle on retrouve les ſignes concomitans ou accidentels de la vaccine, tels que l'éruption à marques d'ortie, la ſcarlatine, l'éryſipèle, des convulſions, &c. (voyez p. 52. 7.° Le danger de la formation de nouveaux levains, &, s'il eſt permis de le dire, de maladies inconnues juſqu'à préſent. 8.° L'inconvénient même de la bénignité de la maladie, qui, ſelon Aubert (p. 27), a laiſſé le 13ᵉ jour, & pour quelque temps, une teinte pâle & les yeux cernés, à ceux dont l'indiſpoſition a été légère, & qui parfois marque auſſi un changement momentané ſans doute dans les traits des enfans un peu affectés, ſignes caractériſtiques de malignité & de l'action étouffée du venin tranſmis, auquel je préférerois une indiſpoſition ordinaire. 9.° L'engorgement douloureux des aiſſelles, de l'épaule, de la nuque, l'éryſipèle, &c., les douleurs éryſipélateuſes, &c., déclarés par les auteurs avoir ſouvent plus d'intenſité dans la vaccine que dans la p. vérole inoculée, & qu'ils attribuent à l'irritation & à l'affection locale, par prévention ou par eſprit de ſyſtême, plutôt qu'au virus vaccinal introduit dans le ſang. 10.° Les inconvéniens ſur le choix du virus, & ſon altération ; ſa bâtardiſe à certaines époques & ſur certains individus qui auroient eu, ſans s'en douter, la p. v. avant la vaccine, & qui fourniroient alors un vaccin de mauvaiſe qualité ; l'inconvénient des fils, les dérangemens, déjà cités, pour un rien, une fadaiſe, un atome de rouille ou de pouſſière, qui fait ceſſer le travail de cette capricieuſe, & lui enlève ſa vertu ſpécifique, ſelon Aubert,. tandis que ſans aucun fruit, elle laiſſe la tumeur imparfaite, l'eſcarre, la cicatrice profonde, & la marque difforme pour les bras retrouſſés qu'elle n'aime pas. 11 ° Cette biſarrerie d'être moins cruelle pour les garçons que pour les filles, déjà trop affligées de maladies, & dont on ne me perſuadera pas qu'elle reſpecte les criſes & les fonctions naturelles, ainſi que la dentition des enfans. 12.° Enfin le déſagrément de ſupporter au 6.e jour, ſelon Jenner, & ſi l'on veut juſqu'au 7.e la fièvre néceſſaire à la vertu ſpécifique, une fièvre accidentelle épidémique, & de contracter la petite vérole, ſouvent depuis le 9e juſqu'au 15e jour, ayant alors à lutter contre deux ennemis perfides & coaliſés.

Cette énumération de symptômes & d'inconvéniens de la vaccine, reconnus & avoués par ses auteurs, met le lecteur à portée de les comparer avec ce que j'ai dit depuis la page 60 jusqu'à la 71e, sur l'inoculation de la petite vérole artificielle. Il peut encore jeter un coup-d'œil impartial sur la table de Camper & sur celles de Woodville : il trouvera bon alors que j'évite des répétitions, & que je termine par le parallèle suivant, qui n'est que le résumé de ce qui a été dit, & la solution de la troisième question.

Parallèle de la petite vérole artificielle & de la vaccine.

La petite vérole artificielle suffit pour ôter à l'homme la susceptibilité de prendre cette contagion, & elle lui en fournit une garantie suffisante, étant elle-même *la petite vérole*, qu'on n'a qu'une fois (11).

Il n'est pas constant que la vaccine ôte à l'homme cette susceptibilité, elle n'en fournit aucune garantie; il est clair comme le jour que sa vertu, prétendue spécifique, s'est déjà trouvée en défaut (12).

La petite vérole artificielle n'a besoin de preuve ni de contrépreuve, elle se suffit à elle-même. Il est sans exemple, selon les Drs. Dimsdale & Camper, qu'un inoculé l'ait prise par contagion : en quoi elle a

(11) Voyez page 59 & suivantes : *De l'inoculation.*

(12) Voyez la seconde question, page 109 & suiv.

encore un avantage, non ſeulement ſur la petite vérole naturelle, mais ſur la vaccine, qui peut ſe communiquer & agir ſans ceſſe, ſelon Jenner (13), qui cite la femme Wynnes.

La petite vérole artificielle n'eſt ni douteuſe ni dangereuſe; nous ne riſquons rien avec elle ſi ſon virus eſt inné, quoiqu'il paroiſſe acquis depuis le ſeptième ſiècle. Son pus a ſans doute plus d'analogie avec nos humeurs que le venin de la vache; ſa marche eſt conſtante, régulière & connue : elle tient ce qu'elle promet, elle ne donne que ce qu'elle a, & elle ne peut être que ce qu'elle eſt, *la petite vérole.*

La vaccine eſt douteuſe & dangereuſe, ſa marche eſt irrégulière, les accidens viennent ſouvent l'accabler, un rien la dérange dans ſon travail ſublime. Elle peut être, ſelon Jenner, &, comme je l'ai déjà dit, cauſe prédiſpoſante de maladies inconnues, individuelles & générales, & procréer de contagions nouvelles : en quoi elle donnera & fera plus de mal qu'elle n'en offre au premier aſpect, par l'imprévoyance de ſes partiſans (14).

La petite vérole artificielle ne donne ordinairement qu'une fièvre légère, courte & ſupportable, qui diſparoît à la ſortie des premiers boutons. Ceux-ci ſont petits & peu nombreux; quoique le nombre ſoit plus grand, la maladie conſerve ſa bénignité, elle ne laiſſe point de marques (15).

(13) On le verra dans la quatrième queſtion.

(14) Vous verrez ce que dit Jenner lui-même, 4.e queſtion.

(15) Si, pour exemple du contraire, on m'oppoſoit quel-

La vaccine donne 1.° la fièvre essentielle à ses effets spécifiques, selon le D. Pearson; 2.° une autre fièvre accidentelle, irrégulière, dépendante de la réaction du systême général, causée & entretenue par les différentes éruptions tout-à-fait étrangères, nous dit-on, à la vertu spécifique. Elle a des pustules, qu'on a oublié de faire peindre, & qui parfois laissent des marques.

La petite vérole artificielle a réuni l'opinion de presque tous les médecins, chirurgiens, des personnes éclairées, & de ceux même qui la rejettent aujourd'hui pour lui substituer la vaccine.

Celle-ci aura sans cesse à lutter contre les médecins qui savent douter, à l'exemple d'Hippocrate : & déjà, si parmi les gens de l'art, on recueilloit les suffrages, elle seroit bientôt dans l'oubli. Mais non, elle est trop protégée pour que cela arrive. Heureusement elle sera assez inconséquente pour continuer de se trahir, & de compromettre des amans qu'elle a capté parmi les hommes éclairés, qui, dégagés un jour de toute prévention, appréciant ses vices comme ses vertus, & redoutant le bouton argenté *de cette autre Bella-dona, abandonneront cette perfide qui jusqu'ici a blessé impunément nos femmes & nos enfans, & qui finira par meurtrir les philanthropes qui la caressent, s'ils ne sacrifient*

---

ques cas rares contre l'assertion des médecins les plus expérimentés sur cette maladie, & que j'ai cités, je ferai comme eux l'histoire des préparations inutiles & nuisibles aux inoculés, adoptées par préjugé, par amour-propre, ou à l'exemple de Rhasèz & autres polypharmaques.

l'amour-propre du moment au bonheur de l'homme & au triomphe de la vérité.

On ne conteſtera point à la petite vérole artificielle d'ôter à l'homme la ſuſceptibilité pour la vie, puiſqu'elle ne ſe régénère qu'une fois en lui.

La vaccine jeune encore & ſans expérience, promet tout & n'aſſure rien ; c'eſt une uſurière qui connoît le commerce & l'agiotage anglais, & qui ne prête que ſur gages.

Le médecin Huſſon ſe plaint, avec raiſon, qu'on plaiſante ſur la vaccine. Il voudroit qu'on traitât la matière sèchement, & ſérieuſement ; cela n'eſt pas poſſible : la matière a beſoin de conſerver ſa *limpidité* pour être ſpécifique. Faudroit-il activer ſa deſſication & le complément de l'eſcarre, pour l'inoculer ? elle n'opéreroit pas en France.

« Eſt-ce, dit-il (16), en accueillant par des ſarcaſmes & de ſottes plaiſanteries une découverte naiſſante, en dénaturant les faits, en faiſant preuve d'ignorance, qu'on doit eſpérer de faire avancer la ſcience ? Non, ſans doute, il faut un tout autre eſprit en médecine (le ſyſtême.) ; & ſi les antivacciniſtes s'entourent du prétexte ſpécieux d'une lente & ſage expectation, qu'au moins ils ne cherchent à décourager perſonne ; qu'ils laiſſent faire les expériences. Le ſilence eſt le ſeul bien qu'on puiſſe attendre de la mauvaiſe foi. »

(16) Voyez Recherches hiſtoriques & médicales ſur la vaccine, par H. M. Huſſon, médecin, &c. (page 96.)

Je doute que pour huit jours de non-susceptibilité de prendre la p. v., une jeune fille sacrifiât un mois de santé & les formes de ses bras, comme l'exigeroit le même auteur (17), en disant :

« Si la vaccine ne préservoit que huit jours, elle mériteroit encore un rang distingué parmi les découvertes du siècle ; & les médecins devroient en faire un usage réitéré. Enfin, pour que cinquante ou soixante ans d'expérience confirment la vertu préservative, il faut commencer des travaux : & pourquoi rebuter ceux qui s'y livrent ? pourquoi enchaîner leur zèle, & les empêcher de laisser à la postérité des matériaux sur lesquels reposera un jour la vérité ? »

Voici quelle est l'opinion de l'école de médecine de Montpellier, donnée le 28 germinal an 9, & qui termine le rapport d'un de ses membres, après une épreuve de la vaccine, faite à l'hospice l'humanité sur huit sujets choisis.

OPINION de l'École de Médecine de Montpellier.

« EN comparant les observations qui viennent de lui être » rapportées, avec celles qui étoient déjà parvenues à sa » connoissance, l'ÉCOLE DE MÉDECINE a cru voir » entre elles assez d'analogie pour croire qu'elles puissent » se servir mutuellement de preuves. Elles confirment la » propriété qu'on ne peut guère refuser à la vaccine de » donner une affection moins grave que la petite vérole (18),

(17) Voyez Husson, page 96.

(18) L'École de Montpellier paroît ne comparer la vaccine qu'avec la petite vérole naturelle. On sait que l'artificielle est réputée cent fois moins dangereuse.

» & capable d'en préserver. Mais elles laissent sur tout le » reste une incertitude que le temps seul a droit de dissiper. » Telles qu'elles sont néanmoins, l'ÉCOLE juge ces ob- » servations assez intéressantes pour les rendre publiques » & pour désirer que ses membres les multiplient, afin » de concourir, par leurs propres expériences, à fixer l'opi- » nion des médecins & du peuple sur le degré d'importance » qu'il convient d'attacher à la méthode nouvelle qui en » fait le sujet. »

Délibéré par l'École de Médecine de Montpellier, le vingt-huit germinal an neuf de la République française.

RENÉ, Directeur, DUMAS, GOUAN, FOUQUET, POUTINGON, MONTABRÉ, MEJAN, VIGAROUX, SENEAUX & VIRENQUE, Professeurs, signés.

Par mandement de l'École de Médecine.
PIRON & VINCENT, Sécrétaires, signés.

Cette opinion, que les uns ont considérée comme ayant un sens équivoque, que les autres regardent comme normande, n'est rien de tout cela. Elle est assez prononcée pour donner la mesure des doutes, de la prudence, des craintes, & le degré de conviction des savans qui l'ont émise.

En attendant que ceux qui ont eu la bonhomie de dire ou de croire que la vaccine n'est pas une maladie, ou qu'elle est toujours bénigne, décident si elle a cessé de l'être pour ceux qui sont morts bien & duement envaccinés, je continuerai de la considérer comme un véritable charbon artificiel, souvent bénigne mais toujours dangereux, & de croire qu'il y a moins d'inconvéniens à se laisser inoculer la petite vérole, qu'à se faire envacciner.

IV.°

IV.e QUESTION.

La Vaccine est-elle une maladie contagieuse?

A en juger par analogie & par ses rapports avec les différentes espèces de charbon, par l'effet ordinaire des miasmes dans les fièvres malignes, les maladies éruptives & pustuleuses, la fièvre scarlatine, érysipélateuse, & par le rapprochement des symptômes qui accompagnent les maladies contagieuses, je l'affirmerois hautement, & je répondrois : *Oui, la vaccine est une maladie contagieuse.*

Toute recherche à ce sujet est inutile : l'expérience l'a déjà confirmé aux auteurs même & aux partisans de la vaccine, qui ont donné dans leurs écrits & dans leurs rapports, la solution de cette quatrième question. Je m'y réfère, & je pense bien qu'on n'ira pas démentir Jenner, Péarson, Woodville, &c. En tout cas, cette contagion pourra un jour se faire reconnoître & devenir redoutable, en atteignant directement ou indirectement ceux qui la provoquent aujourd'hui. Avant d'examiner si la vraie vaccine est contagieuse, commençons par établir que sa sœur, la bâtarde, procréée par un fil mal choisi, a vomi la contagion dans le Chablais. Des partisans de la vaccine nous donnent le détail de cet événement, dans la bibl. brit. n.o 127 & 128, p. 895 & 896.

« Un médecin de Chablais a vacciné plusieurs enfans

au nombre desquels étoient le sien propre. Un témoin oculaire père de l'un de ces enfans, a certifié qu'ils ont toujours eu de la fièvre & une large efflorescence avant le 3.e jour. Cela seul prouvoit évidemment que l'opération étoit manquée. Le Docteur a cru cependant à sa réussite, & cette fausse vaccine s'est rapidement propagée dans le pays. Sept à huit cents individus en ont été successivement infectés ; une épidémie de petite vérole est survenue. La plûpart des prétendus vaccinés en ont été atteints ; il en est mort un grand nombre, & l'infortuné médecin a eu la douleur d'être un des malheureux qui ont vu périr ainsi leurs enfans. »

Le D. Jenner est parfaitement convaincu que là où il n'y a point de cheval atteint du javart qui puisse être communiqué par le contact à la vache, il n'y a point de cowpox; qu'il n'y a pas une seule personne employée à traire les vaches, qui échappe à la contagion; que cette maladie est susceptible de revenir plusieurs fois. Il cite la femme Wynnes qui dans sa seconde vaccine eut des lassitudes, une foiblesse générale, des frissons & de la chaleur alternativement, le poulx fréquent & irrégulier, les extrémités froides, un bouton ulcéré à la main, &c. Il convient *du changement qu'éprouve le virus dans les divers animaux, & de la contagion qu'il peut procréer.* Voyez bibl. brit. n.os 71 & 72, p. 382. ou *recherches &c par Jennet.*

« Ne peut-on pas raisonnablement conjecturer de-là que la petite vérole doit son origine à un fluide engendré par quelque maladie dans le cheval, & successivement modifié ensuite par des circonstances accidentelles dont le concours lui a donné enfin cette forme contagieuſe & maligne ſous laquelle nous le voyons faire tant de ravages ? Et quand on conſidère le changement que le virus du cheval ſubit dans le corps de la vache, ne peut-on pas imaginer que le virus de la plûpart des maladies contagieuſes qui règnent parmi les hommes, peut avoir été accidentellement produit par des cauſes plus compliquées qu'on ne l'imagineroit d'abord, & avoir ſucceſſivement ſubi pluſieurs modifications, auxquelles ces maladies, très-différentes peut-être dans l'origine de ce qu'elles ſont aujourd'hui, doivent enfin leur apparence actuelle ? Il eſt aiſé de concevoir, par exemple, que la rougeole, la fièvre rouge, & cette éruption analogue dont le caractère principal eſt d'être accompagné d'ulcères dans la gorge, peuvent toutes avoir eu la même origine, qui modifiée enſuite par différentes combinaiſons nouvelles, en a fait autant des maladies ſpécifiquement diſtinctes les unes des autres. »

Voilà la théorie la plus vraie ſur le danger d'inoculer de nouveaux virus, & ſur la formation de nouvelles contagions. Comme elle eſt de Jenner, peut-être déplaira-t-elle moins aux partiſans de la vaccine. Elle confirme ce que j'ai dit au chapitre du virus & ſur la première & la troiſième queſtions.

Un correſpondant, médecin à Vienne, écrivoit le 11 ſeptembre 1799, ce qui ſuit : (Extrait des n.os 91 & 92, p. 103 de l'ouvrage cité.)

« Les D.rs Pearſon & Woodville ont remarqué que le virus envoyé à Londres par le D. Jenner, y produiſoit ſouvent des puſtules ſur le reſte du corps, & que dans le cas où il y avoit des puſtules, la maladie étoit contagieuſe, tandis que ne produiſant de puſtules qu'à l'inſertion, elle ne l'étoit pas. »

Enfin le rapport de Woodville ne laiſſe aucun doute ſur cette contagion. On y lit ce qui ſuit :

« Un des avantages majeurs qu'on attribuoit à la vaccine étoit celui-ci : on prétendoit qu'elle n'étoit pas contag ieuſe & que les émanations ou effluves des perſonnes qui en étoient attaquées, ne la communiquoient pas à d'autres perſonnes : cela eſt vrai lorſque la maladie ne dépaſſe pas les bornes de la partie inoculée ; mais lorſqu'elle produit de nombreux boutons ſur la ſurface du corps, les exhalaiſons qui en émanent, infectent les perſonnes qui entourent le malade, & leur communiquént la vaccine. J'ai eu dernièrement occaſion d'obſerver deux cas ſemblables ; dans l'un les ſymptômes furent graves, l'éruption fut confluente ; dans l'autre la maladie fut très-modérée, & il n'y eut que très-peu de boutons. »

En voilà bien aſſez pour prouver que la vaccine eſt contagieuſe, qu'elle eſt pire que la p. vérole artificielle, & que le D.r Aubert ſe trompe quand il dit que ſes puſtules intéreſſent plus le médecin que le malade.

Voulant rendre raiſon de la contrépreuve de Blondeau que j'ai citée, publiée par les Drs. Vaume & Goetz, le médecin Huſſon dit que le comité voit cela d'un autre œil, & il invoque l'affection locale malgré les ſymptômes de la petite vérole qui a affecté tout le corps, & qui s'eſt reproduite. Il accuſe les antagoniſtes de la vaccine de ſe laiſſer mouvoir par un vil intérêt; mais il eſt évident qu'il ſe trompe auſſi, car il n'y a que la ſanté qui puiſſe cauſer la ruine des gens de l'art, & ce ne ſera jamais la multitude, la procréation des virus & des miaſmes.

La raiſon qu'il invoque & le temps applaniront, dit-il, tous les obſtacles. Ce médecin croiroit-il que l'on ne ſe laſſera pas de donner aux ſavans des bras à mutiler ? Faut-il cent mille vaccinations pour prouver que la vaccine eſt *le cowpox ;* pour diſtinguer la *vraie* vaccine, & pour établir que *la première eſpèce de fauſſe vaccine eſt produite par l'inaptitude conſtitutionnelle du ſujet variolé, &c. ; que la ſeconde eſpèce de fauſſe vaccine eſt ſuſcitée par l'irritation phyſique des fils deſſéchés, ou par le vaccin qui auroit pris une conſiſtance vitreuſe, &c* ? Il faut que la vaccine ſoit encore bien douteuſe, pour exiger un ſi grand nombre d'expériences.

Que diroit-on ſi l'artiſte chargé de frapper une médaille à Jenner, au lieu d'employer l'or pur donné par les officiers de la marine, s'étoit amuſé chez un adepte à la tranſmutation des métaux, & ſi, ambitieux de trouver la pierre philoſophale, pour fabriquer la médaille avec un or factice, il y avoit perdu ſon temps à tranſmuer le cuivre, courant riſque de ſe brûler la main, d'enflammer ſes bras, d'être étouffé par des vapeurs méphitiques, de ſe noyer dans différentes lotions, de s'empoiſonner par le mélange de drogues inconnues, & de perdre la vie ſur ſes propres fourneaux ? Il auroit beau aſſurer que les accidens ſurvenus ne proviennent ni du cuivre, ni de ſa décompoſition, & que c'eſt la faute d'un élève imprudent qui a mal poſé le creuſet, qu'un feu trop violent a provoqué des éclats, que la matière déphlogiſtiquée s'eſt trop calcinée ou s'eſt vitrifiée, que les matières étoient mal broyées, les mélanges mal faits, les proportions mal obſervées; on auroit le droit, ſans doute, de trouver ces raiſons fort mauvaiſes & de lui dire : allez, vous êtes fou. Pourquoi avez-vous retardé de frapper la médaille votée à l'auteur de la vaccine ? n'aviez-vous pas une matière malléable & pure, l'or fin ? Eh bien, il falloit s'en ſervir.

Ainſi, tandis qu'une fille crédule, encore envaccinée, ſe laiſſera *enflammer les bras & cerner les yeux* par le vaccin, l'amour de la nouveauté & le brillant du *bouton argenté* finira par aveugler de nouveaux adeptes, s'ils perſiſtent à méconnoîtreles avantages de la petite vérole artificielle ſur la vaccine.

Quelque effrayant que ſoit le langage de la médecine, les perſonnes qui ſe ſont déjà vouées aux épreuves, peuvent être raſſurées. On a vu la contagion la plus redoutable ſe terminer heureuſement quand le venin ſe porte à l'habitude du corps. Mais apprenons à douter de nos meilleurs moyens, bornons nos expériences, & n'allons pas quêter de nouvelles contagions pour vivre; il eſt trop vrai qu'elles peuvent nous faire mourir.

A MONTAUBAN, DE L'IMPRIMERIE DE FONTANEL.